Armando González-Gomar Montesano
José Luis Tovilla C.
Leonardo Villalbazo C.

Tumores orbitarios

AF153268

Armando González-Gomar Montesano
José Luis Tovilla C.
Leonardo Villalbazo C.

Tumores orbitarios

Frecuencia, distribución por edad y correlación clínica-histopatológica en periodo de 5 años en un centro de referencia

Editorial Académica Española

Impressum / Aviso legal

Bibliografische Information der Deutschen Nationalbibliothek: Die Deutsche Nationalbibliothek verzeichnet diese Publikation in der Deutschen Nationalbibliografie; detaillierte bibliografische Daten sind im Internet über http://dnb.d-nb.de abrufbar.

Alle in diesem Buch genannten Marken und Produktnamen unterliegen warenzeichen-, marken- oder patentrechtlichem Schutz bzw. sind Warenzeichen oder eingetragene Warenzeichen der jeweiligen Inhaber. Die Wiedergabe von Marken, Produktnamen, Gebrauchsnamen, Handelsnamen, Warenbezeichnungen u.s.w. in diesem Werk berechtigt auch ohne besondere Kennzeichnung nicht zu der Annahme, dass solche Namen im Sinne der Warenzeichen- und Markenschutzgesetzgebung als frei zu betrachten wären und daher von jedermann benutzt werden dürften.

Información bibliográfica de la Deutsche Nationalbibliothek: La Deutsche Nationalbibliothek clasifica esta publicación en la Deutsche Nationalbibliografie; los datos bibliográficos detallados están disponibles en internet en http://dnb.d-nb.de.

Todos los nombres de marcas y nombres de productos mencionados en este libro están sujetos a la protección de marca comercial, marca registrada o patentes y son marcas comerciales o marcas comerciales registradas de sus respectivos propietarios. La reproducción en esta obra de nombres de marcas, nombres de productos, nombres comunes, nombres comerciales, descripciones de productos, etc., incluso sin una indicación particular, de ninguna manera debe interpretarse como que estos nombres pueden ser considerados sin limitaciones en materia de marcas y legislación de protección de marcas y, por lo tanto, ser utilizados por cualquier persona.

Coverbild / Imagen de portada: www.ingimage.com

Verlag / Editorial:
Editorial Académica Española
ist ein Imprint der / es una marca de
OmniScriptum GmbH & Co. KG
Heinrich-Böcking-Str. 6-8, 66121 Saarbrücken, Deutschland / Alemania
Email / Correo Electrónico: info@eae-publishing.com

Herstellung: siehe letzte Seite /
Publicado en: consulte la última página
ISBN: 978-3-659-02812-0

Copyright / Propiedad literaria © 2015 OmniScriptum GmbH & Co. KG
Alle Rechte vorbehalten. / Todos los derechos reservados. Saarbrücken 2015

TUMORES ORBITARIOS: FRECUENCIA, DISTRIBUCIÓN POR EDAD Y CORRELACIÓN CLÍNICA– HISTOPATOLÓGICA EN UN PERIODO DE CINCO AÑOS EN UN CENTRO DE REFERENCIA.

Dr. ARMANDO GONZÁLEZ – GOMAR MONTESANO

Dr. José Luis Tovilla Canales

Dr. Leonardo Villalbazo Cordero

Dr. Pedro M. Hernández Quiroz

TÍTULO:

Tumores orbitario: Frecuencia, distribución por edad y correlación clínica – histopatológica en un periodo de cinco años en un centro de referencia.

Dr. Armando González Gomar Montesano

Instituto de Oftalmología

Fundación Conde de Valenciana

Departamento de Párpados, Órbita y Vía Lagrimal y
Departamento de Patología

PERIODO DEL ESTUDIO: 01 de Enero 2005 a 31
Diciembre 2009

Dr. Enrique Luis Graue Wiechers

Dr. José Luis Rodríguez Loaiza

Dr. José Luis Tovilla Canales

RESUMEN

Objetivo: Conocer la frecuencia y distribución por edad de los diferentes tumores orbitarios en nuestro Instituto.

Material y métodos: Estudio retrospectivo, descriptivo de lesiones orbitarias en un periodo de enero del 2005 a diciembre del 2009 registrándose edad, sexo, diagnóstico clínico e histopatológico de la pieza remitida. Se utilizó el sistema SPSS18 para el análisis de datos.

Resultados: Un total de 73 pacientes, 45 mujeres, 28 hombres. Observándose una mayor incidencia hacia la sexta década de la vida. 59 casos (80%) fueron benignos, 14 casos (20%) malignos. Del total, las causas neoplásicas (tanto malignas como benignas) representaron un 35.61% (26), inflamatorias 31.50%(23), lesiones quísticas 23.28% (17), vasculares 9.58% (7).

Conclusiones: En un 63% de los casos hubo una adecuada correlación clínica e histopatológica. Las mujeres fueron más afectadas que los hombres. El comportamiento de las lesiones en esta serie fue predominantemente benigno. De todas las lesiones orbitarias las causas neoplásicas fueron las más frecuentes, siendo la variedad mesenquimática la más comúnmente encontrada.

Palabras clave: tumores orbitarios, benigno, maligno

ABSTRACT

Purpose: To know the frequency and age distribution of orbital tumors at our Institute.

Methods: Retrospective, descriptive study of orbital lesions from January 2005 to December 2009, registering age, sex, clinical and histological diagnosis of the remitted piece. The SPSS18 system was used to analyze the records.

Results: A total of 73 patients, 45 women, 28 men. More incidence through the sixth decade of life. 59 cases (80%) were benign, 14 cases (20%) were malignant. From all, neoplasia (benign and malignant) represented 35.61% (26), inflammatory 31.50%(23), cystic lesions 23.28% (17), vascular 9.58%(7).

Conclusions: There was a 63% of correct relation between the clinical and histological diagnosis. Women were more affected than men. The behavior of the orbital lesions was predominantly benign. From all causes, neoplasia were the most common with the mesenchymal variety as the prime founded.

Key words: orbital tumors, benign, malignant.

CONTENIDO

INTRODUCCIÓN

Gran variedad de tumores conocidos tienen su origen en la órbita. Estructuras vasculares, linfoides, nerviosas y mesenquimales son encontradas normalmente dentro de la misma y pueden dar origen a tumores primarios. En el estudio de Henderson [1] de la clínica Mayo los cinco tumores primarios fueron el hemangioma, linfoma No-Hodking, tumores inflamatorios, meningioma y glioma del nervio óptico. Más tarde Wilson y Grossniklaus [2] con una serie de 4563 lesiones orbitarias encontraron que las neoplasias (primarias o secundarias) lesiones inflamatorios (enfermedad de Graves, pseudotumor orbitario, infecciones) reportaban el 50% y 25% respectivamente.

La proximidad anatómica de la órbita con otras estructuras importantes como los senos paranasales, el cráneo, conjuntiva, saco y glándula lagrimal, párpados y el globo ocular en sí; hacen que la invasión secundaria sea una causa común de tumores orbitarios. [1,3]. Los tumores secundarios más comunes son los mucoceles, carcinoma de células escamosas, meningioma, malformaciones vasculares, carcinoma de células basales entre otros [1].

La enfermedad metastásica, particularmente el adenocarcinoma de pulmón y mama; puede provocar lesiones orbitarias [1,4]. Además de las lesiones metastásicas algunas enfermedades inflamatorias y vasculitis sistémicas pueden producir masas dentro de la órbita.

La incidencia de tumores orbitarios ha sido estudiada en varias series; Shields [4] et al. en un estudio de 645 biopsias orbitarias encontraron que las lesiones más comunes fueron las quísticas(30%) seguida de masas inflamatorias (13%), lesiones de la fosa lagrimal (13%), tumores secundarios (11%), tumores linfoides (10%) y vasculares en un (6%).

Por otra parte un número considerable de tumores orbitarios afecta al grupo pediátrico; los cuales, suelen ser benignos. Dependiendo del estudio analizado, entre el 10 y 30% de los tumores orbitarios en la infancia son malignos [5]. Sin embargo, dentro de las lesiones benignas más comunes se encuentran los quistes dermoides, tumores vasculares (hemangioma capilar y linfangioma), glioma del nervio óptico y tumores inflamatorios. El tumor maligno más frecuente es el rabdomiosarcoma; el neuroblastoma metastásico, infiltración por leucemia, sarcoma de Ewing, y extensiones extraoculares del retinoblastoma; todas ellas son causas de tumores malignos en este grupo de edad.

El contenido de la órbita está organizado de tal manera que no permite alojar lesiones ocupativas, por lo cual estas producen diversos signos y síntomas. La proptosis es la manifestación clínica más importante de la enfermedad orbitaria [6]. Otras manifestaciones clínicas representativas son las alteraciones de los movimientos oculares que pueden condicionar plejías y diplopía. Otros síntomas incluyen fluctuaciones en la agudeza visual, inyección conjuntival, quemosis, dolor y cambios pupilares entre otros. Es importante siempre tener en cuenta los diagnósticos diferenciales los cuales incluyen causas de pseudoproptosis como alta miopía o enoftalmos del ojo contralateral. El diagnóstico oportuno aunado a un tratamiento adecuado pueden prevenir pérdida visual severa y disminuir la morbilidad y mortalidad en estos pacientes [7].

Existen diversas formas de dividir o clasificar la patología orbitaria no traumática; una de ellas es dividirla como patología infecciosa, inflamatorias, vascular, lesiones quísticas y tumoral [8]. Cabe señalar que Rootman los divide en neoplasias (neurogénicas, linfoproliferativas, vasculares, secundarias, mesenquimatosas, metastásicas lagrimal, congénitas y adquiridas), orbitopatía tiroidea, inflamatorias, vasculares y atrofia o degeneraciones [9].

CLASIFICACIÓN DE LA PATOLOGÍA ORBITARIA

Dentro de la patología **inflamatoria secundaria a infección aguda** es generalmente causada por bacterias en menor frecuencia por hongos, virus y parásitos. La mayoría son infecciones secundarias a procesos sinusales, orofaríngeos o cuerpos extraños. Esta infección aguda se produce en tejidos retroseptales; puede afectar músculo, grasa orbitaria, nervio óptico. Su incidencia varía entre el 3 y 6%. En los niños suele tener su origen en las etmoiditis. En adultos las fuentes frontoetmoidales y maxilares son más frecuentes. También puede aparecer secundaria a infecciones de estructuras intraorbitarias como el saco y la glándula lagrimal. Clasificamos las celulitis orbitarias según su cuadro clínico en celulitis preseptal, celulitis orbitaria, absceso orbitario, trombosis del seno cavernoso[8].

Las inflamaciones específicas y no específicas. Pseudotumores; los cuales se consideran una masa orbitaria de carácter inflamatorio y etiología desconocida, ya sea local o sistémica. Además debe de limitarse a lesiones localizadas o difusas con comportamiento de un tumor pero histológicamente presenta un infiltrado inflamatorio polimorfo e inespecífico, de etiología desconocida, carácter autoinmune y generalmente unilateral. Este puede afectar grasa orbitaria, glándula lagrimal (dacrioadenitis) y músculos extraoculares (miositis). Su incidencia es del 4 al 11%. El cuadro clínico varía según el grado de inflamación y los tejidos orbitarios afectados. Puede variar desde mínimas molestias hasta un cuadro doloroso, con exoftalmos, oftalmoplejía, quemosis, desplazamiento del globo y neuropatía por inflamación de las vainas o compresión del mismo[8].

Según su localización se puede dividir en:

Pseudotumor orbitario anterior, en la cual la inflamación afecta el tercio anterior de la órbita, párpados, conjuntiva, globo ocular, cápsula de Tenon y esclera.

Pseudotumor orbitario difuso, donde hay extensión hacia el vértice de la órbita, comprometiendo (grasa, músculo, nervios). Es más frecuente en niños y lo hace bajo la forma de un cuadro agudo con mayor incidencia hacia alguno de los tejidos (miositis).

Pseudotumor orbitario intracónico, lesión bien delimitada y localizada en el cono por lo que simula un tumor intracónico. Cursa dolor orbitario difuso, paresia muscular con exoftalmía axial con disminución de la agudeza visual. Es necesaria la biopsia para confirmar el diagnóstico. La mayoría mejoran con esteroides.

Pseudotumor apical, el cual es una lesión difusa en el vértice de la órbita, cursa con mínima exoftalmía, alteraciones de la movilidad, dolor al realizar movimientos oculares y descenso brusco de la agudeza visual por compresión o inflamación de las vainas del nervio óptico en las formas agudas lo cual puede llevar a edema de papila. En formas crónicas los síntomas son más difusos y vagos.

Pseudotumor de la glándula lagrimal o dacrioadenitis, dado que la glándula lagrimal es una de las localizaciones más frecuentes de las lesiones inflamatorias de la órbita entre los 15 y 45 años; asociado hasta en un 40% con enfermedades sistémicas como sarcoidosis, enfermedades reumáticas, linfomas, enfermedad de Wegener, etc. Clínicamente cursa con inflamación en el tercio externo del párpado, ptosis sectorial, dolor, edema y lagrimeo. El dolor suele ser de aparición brusca con una masa palpable y dolorosa en esa misma localización. Si compromete la glándula orbitaria produce desplazamiento del globo ocular hacia abajo y hacia adentro causando diplopía vertical; mientras que si la glándula afectada es la palpebral el desplazamiento es menor y causa más ptosis sectorial, la visión no suele estar afectada pero si la inflamación invade al recto media puede ocasionar una miositis asociada. Nunca descartar una dacrioadenitis bacteriana la cual produce fiebre, leucocitosis y adenopatías asociadas.

Miositis, una de las manifestaciones clínicas más frecuentes en las inflamaciones orbitarias y la segunda en importancia detrás de las miositis de la oftalmopatía de Graves. Se caracteriza por una inflamación idiopática y primaria de uno o varios músculos. Cursan con dolor que se exacerba con los movimientos oculares. El cuadro clínico suele ser agudo o subagudo y se acompaña además de dolor típico, de diplopía, alteración de los movimientos oculares, inflamación en la inserción del músculo afectado, ptosis, hiperemia e incluso discreto exoftalmos; por lo tanto, indica un cuadro difuso al no limitarse sólo al músculo afectado. Puede ser unilateral o bilateral. Siendo los músculos más afectados el recto interno, externo seguido del complejo elevador. Este suele ser un diagnóstico de exclusión y es considerado sólo si otras causas locales o sistémicas han sido eliminadas. Todos los casos de pseudotumores deben ser diagnosticados con bases clínicas, hallazgos radiográficos y sensibilidad a la terapia con corticoesteroides, sin embargo otros desordenes linfoproliferativos malignos pueden responder a corticoesteroides.[20]

Una causa poco frecuente inflamatoria es **la perineuritis óptica idiopática**, la cual es una inflamación inespecífica, rara en la cual aparece dolor orbitario agudo o subagudo, disminución de la visión y dolor a la retropulsión, siempre es importante descartar causas de neuritis óptica.

El pseudotumor inflamatorio esclerosante progresivo, es un tipo de inflamación esclerosante de la órbita de etiología desconocida que semeja una neoplasia, cuya característica principal es la fibrosis e hialinización con un componente celular inflamatorio mínimo. La fibrosis se va extendiendo a los tejidos de manera sectorial acompañado de dolor difuso orbitario con extensión hacia las paredes orbitarias, con trastornos de la motilidad ocular, con alteraciones visuales y poca respuesta a la corticoterapia. Es de aparición aguda o subaguda con instalación de síntomas por una masa o tumor y signos inflamatorios discretos de los cuales destaca el dolor y alteraciones de la motilidad. Se ha considerado como una lesión autoinmune e incluso autónoma e independiente del resto de las inflamaciones inespecíficas de la órbita[8].

Inflamaciones inespecíficas de la órbita, de las cuales **las vasculitis** toman importancia. Entre ellas la enfermedad de Wegener, es una entidad inmunológica multisistémica e idiopática, que se caracteriza por vasculitis granulomatosa necrotizante del tracto respiratorio por inflamación de vasos de pequeño calibre. El involucro ocular se manifiesta por queratitis, escleritis, vasculitis retiniana y neuropatía óptica. La órbita se afecta en un 13% presentando dolor, exoftalmos, oftalmoplejía y congestión con secuelas por afección directa al globo, nervio óptico o aporte vascular. La periarteritis nodosa también es una vasculitis sistémica necrotizante de arterias de pequeño y mediano calibre por depósito de inmunocomplejos que afecta a varones entre 20 y 40 años. Produce lesiones múltiples a corazón, aparato gastrointestinal, músculo, sistema nervioso central y esqueleto; la afección orbitaria es rara con una inflamación inespecífica bilateral asociada a las manifestaciones sistémicas.

Existen vasculitis por hipersensibilidad en la cual la afección es parecida a la periarteritis nodosa sin embargo sólo afecta a vasos de pequeño calibre y se clasifican en tres grupos: vasculitis orbitaria los cuales cursan con dolor agudo, similar a una inflamación orbitaria inespecífica sin manifestaciones sistémicas con edema palpebral, quemosis, ptosis con posible oftalmoplejía y pérdida visual. Las vasculitis asociadas a enfermedades del tejido conectivo; las cuales son raras pero puede presentarse en lupus eritematoso en la cual se presenta como brotes de inflamación orbitaria inespecífica con exoftalmos, dacrioadenitis y miositis. Otras involucradas son la artritis reumatoide y la dermatomiosistis. Por último el síndrome de Cogan el cual es una enfermedad inflamatoria vascular regional (órbita y oído) o generalizada, que deriva de vasculitis sistémicas.

No olvidar las inflamaciones granulotamosas de la órbita las cuales suelen ser de inicio subagudo a crónico con pocos signos inflamatorios, como es el caso del granuloma sarcoideo idiopático y propiamente dicho la sarcoidosis como enfermedad multisitémica de etiología desconocida.

Otras lesiones que causan lesiones orbitarias, son el síndrome de Sjögren, de etiología desconocida autoinmune caracterizado por inflamación crónica de glándulas lagrimales y salivales. Granulomas de cuerpo extraño los cuales en un principio se toleran bien pero evolucionan a una reacción granulomatosa, celulitis incluso a un absceso. El quiste óseo aneurismático es una lesión fibroósea benigna que aparece en la órbita entre la primera y segunda década de la vida. La inflamación se produce por efecto de una hemorragia en el interior del mismo, que al extenderse hacia los tejidos vecinos causa una fuerte reacción inflamatoria. Otras causas menos frecuentes son la enfermedad de Erdheim-Chester o xantogranulomatosis sistémica poco frecuente que puede simular una lesión inflamatoria pseudotumoral. La histiocitosis sinusal con linfadenopatía masiva o enfermedad de Rosai-Dorfman, o proceso histiocítico benigno caracterizado por una proliferación de histiocitos fagocíticos. Por último la enfermedad de Kimura o hiperplasia angiolinfoide con eosinofilia es un proceso inflamatorio reactivo a un estímulo no conocido; cursa con adenopatías regionales, obstrucción de vías respiratorias, asma. La órbita se afecta poco y se caracteriza por masas bien delimitadas y vascularizadas en el techo de la órbita con exoftalmos, desplazamiento inferior y evolución crónica[8].

Otro rubro igualmente importante son los **tumores vasculares**, entre los cuales se encuentra el **hemangioma capilar infantil**, la cual es la lesión vascular más frecuente de la infancia, se considera una lesión hamartomatosa y se produce por un crecimiento anormal de los capilares a expensas de sus células endoteliales. Aparecen desde el nacimiento con manchas de color rojizo, con crecimiento activo hacia los primeros 6 meses de vida, para posteriormente involucionar en un 50% a partir a partir del quinto año. Otros nombres son hemangioendotelioma benigno, hemangioblastoma y hemangioma hipertrófico. Posee una fase de proliferación compuesto por canales vasculares y capilares y una fase de regresión con disminución de la actividad endotelial. La incidencia de hemangioma capilar varía de un 2 a 4%, con preferencia por el sexo femenino.

Según su localización lo clasificamos como, hemangioma capilar superficial, profundo, mixto y capilar facial. Las formas superficiales o nevos aframbuesados de aspecto plano y con vasos telangiectásicos; con el tiempo la lesión aparece sobreelevada con pequeños nódulos lobulados que forman una imagen aframbuesada que están limitadas a la dermis. Suelen involucionar a partir del octavo a noveno mes por lo cual la actitud a considerar es conservadora. El tipo profundo se llama así por localizarse por detrás del septum orbitario o bien en el espacio intracónico o en el ápex vértice. Cursa con exoftalmía, desplazamiento ocular y suele presentarse con componente palpebral. Son de crecimiento lento y suelen modificarse con Valsalva. El mixto por su parte presenta ambos componentes previos, es decir, se localiza tanto preseptal como retroseptal o incluso intracónica; aunque la mayoría se presenta con involucro entre el párpado y la parte anterior de la órbita. Por último el tipo capilar facial se extiende por la cara y afecta la mejilla, frente, maxilar inferior, cuello, párpados y órbita.

El hemangioma capilar puede asociarse a hemangiomas en la región nasal temporal, cuello, boca. En muy raras ocasiones se ha reportado coagulopatía secundaria por consumo en los vasos del tumor, púrpura trombocitopénica incluso colapso cardiovascular o síndrome de Kasabach-Merrit. Este último debe ser reservado a casos con una trombocitopenia clínicamente significativa con cuentas menores de $100X 10^3$ de microlitros, en presencia de un tumor vascular con rápido crecimiento y que por biopsia sea probado como angioma o hemangioendotelioma kaposiforme.[21]

Otro tumor vascular de suma importancia por su alta frecuencia es el **hemangioma o angioma cavernoso**, el cual representa el tumor vascular benigno no infiltrante más común en la órbita. Afecta más al sexo femenino entre la segunda y sexta década de la vida. Aparenta tratarse de un hamartoma, es decir, una lesión que se origina a partir de una anomalía congénita preexistente. Representa del 3 al 6% de la patología orbitaria. Clínicamente se presenta de manera unilateral con un tiempo de evolución que puede ir de meses a años; presentan exoftalmía axial con una localización intracónica en un 90% de los casos, desplazamiento con formación de pliegues retinocoroideos, edema de papila y reducción del eje anteroposterior del globo. Puede condicionar cambios visuales, cefalea difusa y neuralgia con alteraciones de la motilidad ocular según su tamaño y localización. Dado su crecimiento lento, mínima compresión y exoftalmos y que es indolente se dice que la actitud es expectante con vigilancia de crecimiento, visión y fondo de ojo y si aparece el mínimo cambio se interviene quirúrgicamente.

El **hemangiopericitoma** es un tumor vascular poco frecuente que se origina de los pericitos de Zimmermann. Se considera una neoplasia benigna, pero puede malignizarse si quedan restos después de una intervención quirúrgica, puede localizarse en cabeza o cuello o como lesión metastásica a órbita desde el retroperitoneo. Aparece en la órbita con una incidencia media del 1.5% para Henderson y para Rootman en un 0.4%. Aparece en adultos de edad media entre los 40 y 50 años; es de evolución intermedia con signos y síntomas similares al hemangioma cavernoso incluso a los meningiomas del nervio óptico. Algo importante es la ausencia de dolor y motilidad ocular conservada. Provoca exoftalmía, con desplazamiento inferior del globo al tener localización generalmente superior con expansión al espacio intracónico. Como ya se comentó se comporta como una lesión benigna con una evolución de 6-7 meses, lo que contrasta con el hemangioma cavernoso cuyo tiempo de evolución puede ser hasta de varios años. El tratamiento es quirúrgico tanto en los casos primarios como metastásicos.

Otra tumoración vascular de importancia es una malformación congénita de tipo hamartomatosa con gran proliferación de vasos sanguíneos a la piel, conjuntiva y leptomeninge. Se considera una **angiomatosis encefalotrigeminal** y se incluye dentro de las facomatosis. Se caracteriza por la presencia de un angioma capilar cutáneo o nevus flameus o machas rojo-vino en el territorio del nervio trigémino, malformaciones vasculares en las menínges y angiomas en coroides. Se sospecha de todas las manifestaciones clínicas cuando afecta el párpado superior no así en el inferior. El angioma cutáneo suele invadir toda una zona hemifacial y hasta en un 50% puede presentar manifestaciones oculares: buftalmos, glaucoma hasta en un 30%, hemangiomas en conjuntiva, coroides y retina. Siempre que aparecen malformaciones vasculares en párpados y en órbita se plantea el diagnóstico diferencial entre angiomas venosos, síndrome de Klippel Trenaunay- Weber y síndrome de Sturge-Weber.

Las malformaciones venosas y várices son anomalías congénitas y adquiridas de las venas orbitarias que pueden o no estar conectadas con el sistema venoso. Rootmann en 1988 las clasifica en lesiones distendibles y no distendibles según respondan a los cambios de presión. Las anomalías venosas de la órbita pueden tener dilatación de un segmento de la vena o formar una masa o lesión con múltiples canales venosos anormales. Las malformaciones distendibles son aquellas que aumentan de volumen al hacer maniobras de Valsalva, por lo tanto son dependientes de la circulación venosa orbitaria y del sistema venoso dentro de las cuales están las varices sectoriales y primarias de la vena y malformaciones venosas.

La variz orbitaria es una lesión generalmente congénita, da sus primeros síntomas hacia la primera y segunda década de la vida con molestias mínimas o dolor al aumentar la presión orbitaria al adoptar ciertas posturas por lo cual presentan exoftalmos variable e intermitente acompañado de dolor el cual puede durar hasta horas; si existe hemorragia se puede acompañar de dolor intenso diplopía y alteración de los movimientos oculares. La variz suele encontrarse entre el segundo y tercer segmento de la vena oftálmica superior. Las malformaciones venosas no distendibles corresponden a varicosidades anteriores (párpados y conjuntiva) que no se modifican con cambios de presión venosa, corresponden a canales venosos con fibrosis, calcificaciones y grados variables de trombosis, de ahí su aspecto. Su comportamiento es muy similar al hemangioma cavernoso y al linfangioma de la infancia- adolescencia.

Las fístulas carotido-cavernosas son comunicaciones anómalas entre el sistema arterial carotídeo y el seno cavernoso (compleja estructura venosa localizada en la parte lateral del esfenoides atravesado por la arteria carótida y los nervios craneales III, IV, V1 y V 2 y VI). Estas comunicaciones unen un sistema de circulación de alto flujo (arterial) con otro de bajo flujo (vena). Las perversiones hemodinámicas que se producen en las fístulas arteriovenosas que afectan a la órbita motiva una serie de condiciones dadas por el paso de sangre arterial a la circulación venosa. El 75% son de origen traumático y el 25% de origen espontáneo. Hemodinámicamente pueden ser de alto flujo con un cuadro orbitario congestivo agudo-subagudo, generalmente por un traumatismo cráneo encefálico aunque también puede darse por la rotura espontánea de un aneurisma intracavernoso. Las de bajo flujo se presentan de forma insidiosa con exacerbaciones ocasionales con un cuadro congestivo-isquémico y suele asociarse con causas espontáneas.

Por su localización son directas cuando la comunicación es del seno cavernoso a la arteria carótida interna o indirectas cuando la comunicación con el seno cavernoso es a través de arterias durales. Angiográficamente se han subdividido en: tipo A (comunicación directa entre la arteria carótida interna y el seno cavernoso), tipo B (comunicación entre ramos durales de la arteria carótida interna y el seno cavernoso) tipo C (comunicación entre los ramos durales de la carótida externa y el seno cavernoso) y la tipo D (comunicación de los ramos durales tanto de la carótida interna como externa con el seno cavernoso).

El diagnóstico clínico debe de ser refrendado por el estudio angiográfico. Las manifestaciones clínicas derivan de la alteración hemodinámica; pero todo reside en la arterialización y el aumento de presión en el sistema venoso orbitario que da lugar a un cuadro isquémico oclusivo aunado al compromiso de los nervios craneales involucrados dentro del seno cavernoso antes mencionados (oftalmoplejía, disminución de la sensibilidad). Las fístulas de alto flujo muestran datos inequívocos como exoftalmos importante pulsátil con desplazamiento inferior del globo, edema palpebral, quemosis, dilatación de vasos superficiales, aumento de la presión intraocular, hemorragias retininanas, oftlamoparesias o plejías, parestesias, cefalea y soplo intracraneal subjetivo. En cambio las fístulas de bajo flujo presentan un cuadro clínico más insidioso y crónico, puede confundirse con una conjuntivitis o epiescleritis de difícil control. El grado de proptosis suele ser variable.

Las fístulas de alto flujo deben ser consideradas como una urgencia con el fin de evitar la isquemia al nervio óptico. Para las fístulas de bajo flujo, se puede esperar y aplicar tratamiento conservador.

Las malformaciones arteriovenosas (MAV) orbitarias no traumáticas son poco frecuentes; se les conoce en la literatura como aneurismas orbitarios o malformaciones vasculares de alto flujo y componente venoso. Estas se pueden clasificar de la siguiente manera: MAV orbitarias con o sin extensión a párpados, MAV orbitarias asociadas a otras lesiones vasculares intracraneales y MAV orbitarias asociadas a otras lesiones vasculares multifocales. Siendo las dos últimas muy raras. Las primeras se pueden considerar como hamartomas vasculares preexistentes en la órbita que en algún momento de la vida crecen de manera patológica. Según su localización pueden presentar exoftalmos, diplopía, ruido intracraneal, dolor, ojo rojo con vasos dilatados en la conjuntiva, edema palpebral, ptosis, alteración de los movimientos oculares, dilatación de vasos retinianos, edema de papila e incluso glaucoma secundario. El manejo de las MAV se realiza mediante embolización de los vasos nutricios mayores por lo que ofrece una ventana muy pequeña de resección óptima; sin embargo, el manejo continua siendo muy complejo por la morbi-mortalidad.[22]

El linfangioma representa malformaciones vasculares benignas de calibre fino con tendencia a múltiples hemorragias recidivantes desde el sitio de la lesión. Estos están aislados de la circulación general, y no experimentan cambios con las maniobras de Valsalva y no se rellenan en la arteriografía. Los canales vasculares del linfangioma deberían estar formados desde el nacimiento, pero su comportamiento es variable como estar vacíos durante años sin exoftalmos o desplazamiento; o presentar síntomas clínicos desde el nacimiento y regresar en su totalidad con el paso del tiempo.

Su incidencia varía del 1 al 2% en los tumores orbitarios, pueden manifestarse dependiendo de su localización como palpebrales y conjuntivales, orbitarios o profundos, mixtos y hemifaciales. Los palpebrales y conjuntivales se presentan como una masa blanda y depresible como vesículas con líquido transparente sobre el borde libre y conjuntiva entremezcladas con áreas de hemorragia, por lo que el sangrado puede ser un motivo frecuente de consulta. El tercio superointerno es el más afectado que puede causar ptosis sectorial. Puede afectar el tercio anterior de la órbita. Los linfangiomas orbitarios son de localización profunda y cursan con exoftalmos más tardíamente en la vida; su tasa de crecimiento es lento y lo hace con episodios bruscos asociados a hemorragias intralesionales y formación de quistes. Pueden causar además desplazamiento inferior del globo, los movimientos oculares suelen ser normales a menos que se asocie con exoftalmo agudo y dolor orbitario debido a la formación de quistes hemáticos (de chocolate) por hemorragias dentro de la lesión como ya se había mencionado.

Los linfangiomas mixtos corresponden a una combinación de anteriores y posteriores, es decir, con patología palpebral, conjuntival, orbitaria. Y por último los linfangiomas hemifaciales en los cuales una lesión mixta se acompaña con lesiones en mejilla, maxilar inferior, frontal e incluso en la fosa pterigomaxilar, suelen tener hemorragias recidivantes si se intervienen quirúrgicamente. La evolución de los linfangiomas es variable porque depende del tipo clínico y de la edad de aparición.[9]

Otro grupo de tumores de igual importancia, son las **lesiones quísticas** dentro de las cuales podemos citar a continuación:

Quistes dermoides, son anomalías congénitas del desarrollo, es un tipo especial de coristoma formado por la invaginación y secuestro de ectodermo embrionario superficial en regiones adyacentes a suturas óseas del cráneo (frontozigomática, frontolagrimal, fosa temporal, etc.) Su incidencia dentro de la patología orbitaria oscila entre el 2 y 9%; y constituyen la tumoración orbitaria más frecuente de la infancia, pero puede aparecer a cualquier edad, dada la lentitud con la que se desarrollan, provocando así desplazamiento.

Se han dividido como superficiales y profundos. Los primeros aparecen en la infancia dese los primeros meses de vida, localizándose en su mayoría en la región temporal o sutura frontozigomática y con menos frecuencia en región nasal frontolagrimal y frontomaxilar. Físicamente es una lesión pequeña quística de consistencia dura, poco móvil y adherido al hueso y no doloroso a la presión. Un nombre común es el quiste " de la cola de la ceja". Los quistes dermoides también aparecen en la conjuntiva ya sea de origen primario formado de un dermoide del limbo, o como extensión de un dermoide nacido en la sutura frontomalar. Los profundos se forman lentamente con una evolución de años, se originan de cualquier sutura orbitaria ya sea anterior, posterior o apical. Pueden incluso crecer tan lentamente que pueden dar manifestaciones clínicas hasta los 20 a 40 años de edad. Si crecen en la región superotemporal simulan tumoraciones de la glándula lagrimal con desplazamiento inferior y nasal del globo y bien axial si vienen del ápice orbitario con formación de pliegues retinocoroideos. Rara vez o bien, como resultado de un trauma, la cápsula del quiste se rompe formando una reacción inflamatoria aguda seguida de una reacción granulomatosa tipo cuerpo extraño. La elección de la vía de abordaje quirúrgico viene determinado por su localización; en cualquier caso para evitar recidivas es imprescindible extraer el quiste en su totalidad y con la pared intacta; si se llegara a dar una rotura del quiste, debe tratarse como un cuadro inflamatorio agudo así que antes de intervenir nuevamente es necesario esperar varias semanas hasta que desaparezca el cuadro inflamatorio.

Otro grupo de patología quística es aquella que afecta los senos paranasales que afecta secundariamente a la órbita por expansión de sus paredes y erosión del plano óseo. Estas paredes están compuestas de un epitelio cilíndrico, estratificado y ciliado cuyos elementos producen secreción acuoso mucosa la cual se drena por meatos y narinas. Diversos trastornos pueden bloquear el drenaje de los senos paranasales: traumatismos, rinosinusitis crónicas, poliposis e incluso neoplasias primarias de la mucosa de los senos paranasales.

El mucocele es una lesión quística secundaria a la obstrucción de la vía de drenaje de los senos paranasales. Se considera como un proceso benigno y de escasa incidencia antes de los 20 años. Dentro de las manifestaciones clínicas cabe señalar que es un lento proceso que dura meses a años; las paredes óseas se expanden se adelgazan e incluso se erosionan conectando el mucoperiostio con los tejidos blandos de la órbita y desplazan el globo ocular. Cuando están confinados al seno paranasal dan síntomas difusos. Los signos y síntoma suelen ser variables dependiendo de la localización y tamaño del mucocele. Su comportamiento es el de un tumor benigno salvo que se roma la pared epitelial en alguna zona ya que puede formarse un cuadro agudo (celulitis o reacción granulomatosa). En la inmensa mayoría, el mucocele es de localización mixta frontoetmoidal, de manera que el desplazamiento del globo es en dirección inferior y lateral y no ocasiona diplopía. Cuando la expansión se produce en las celdas etmoidales medias y posteriores, el desplazamiento es en dirección anterior, produciendo proptosis.

Ocasionalmente la pared del mucocele se rompe provocando brotes de celulitis si se extiende al contenido orbitario. Otro signo es la ptosis mecánica del párpado superior a menudo en la región superointerna acompañado de una masa indolora con limitación del movimiento hacia esa región. La afectación del nervio óptico por mucocele es excepcional y sólo ocurre en raros casos de mucocele esfenoidal o etmoidal posterior. Una vez diagnosticado un mucocele se deben de considerar dos aspectos; en primer lugar el problema expansivo del seno que afecta la órbita y en segundo lugar, se debe considerar el tratamiento del proceso causante de la obstrucción del seno. Actualmente la cirugía endoscópica endonasal ofrece un tratamiento mínimamente invasivo para el tratamiento de los mucoceles de los senos paranasales , mejorando los inconvenientes de los abordajes externos con su consecuente morbilidad postoperatoria, sin embargo, un mayor número de casos deben ser estudiados a largo plazo para confirmar su superioridad.[23]

Finalmente, existen lesiones quísticas las cuales por su componente hemático se han llamado quistes "de chocolate, de sangre, hematocele" los cuales se producen en lesiones preexistentes como linfangiomas, varices y angiomas. Por último existen lesiones que se consideran quísticas y que pueden afectar la órbita; es el caso del encefalocele orbitario en el cual parte del contenido encefálico, ya sea congénito o secundario a trauma se hernia hacia la cavidad orbitaria. Entonces se llama encefalocele cuando se hernia el parénquima cerebral, meningocele cuando se hernian las meninges y meningoencéfalocele cuando lo hacen ambas. Estas son poco frecuentes dentro de la patología orbitaria y la mayoría aparecen en el nacimiento[9].

Dentro de la patología del tejido óseo, cartilaginoso, conectivo fibroso y muscular no podemos dejar de mencionar aquellos originados de las paredes óseas de la órbita los cuales son bastante infrecuentes con una incidencia entre un 0.5 a 2%. Rootman las divide en lesiones displásicas, reactivas y neoplásicas. Dentro de las lesiones displásicas se encuentra el osteoma, displasia fibrosa, fibroma oscificane y el osteoblastoma. Las lesiones reactivas tienden a erosionar el hueso y alterar la vascularización como los quistes óseos aneurismáticos y tumores xantomatosos. Los de origen neoplásico incluyen tumores neoplásicos primarios y secundarios.

El osteoma es un tumor no inflamatorio benigno de crecimiento lento que se presenta a partir de la tercera década. Es el tumor óseo más frecuente de la patología orbitaria con una incidencia del 1%. Se originan primariamente de los senos paranasales y se ha hecho referencia al periostio y a las paredes óseas. Al extenderse hacia la cavidad orbitaria pueden desplazar al globo ocular hacia abajo en caso de localización frontal o hacia fuera en caso de localización etmoidal, los de localización maxilar y esfenoidal son poco frecuentes. Estos tumores no presentan típicamente dolor el edema palpebral es muy discreto y la alteración de la motilidad ocular es mínima y la diplopía casi imperceptible. Alteraciones e fondo de ojo pueden verse en localizaciones etmoidales posteriores el paciente suele referir una sensación de masa. En lesiones anteriores no es necesaria la intervención quirúrgica y suele ser suficiente la observación; en caso de localización más posterior además de la aparición de síntomas como neuralgias, cefaleas y sinusitis son indicaciones de tratamiento quirúrgico muchas veces multidisciplinario.

El osteoblastoma es un tumor óseo poco frecuente de mayor tamaño que el osteoma cursa sin dolor y aparece con más frecuencia en el fémur, mandíbula, vértebras; suele ser una lesión bien delimitada con una zona central radiotransparente con focos de calcificación. Es similar histológicamente al osteoma pero con un estroma más celular y vascularizado. Es importante realizar resección completa para evitar las recidivas. Otra lesión poco común es el osteoclastoma es un tumor que puede aparecer en los huesos temporales y esfenoidales poco frecuentes para el oftalmólogo otros nombres son tumor de células gigantes en tejidos blandos en casos malignos y osteoclastoma en tumores óseos benignos. EL osteosarcoma o sarcoma osteogénico, es una tumoración primaria maligna de hueso, puede ser primario en la órbita o secundario a radioterapia, enfermedad de Paget o displasia fibrosa. Otra variedad maligna es el sarcoma de Ewing el cual está compuesto por células redondas, representa un 10% de los tumores malignos del tejido óseo y aparece con mayor frecuencia en los huesos de extremidades; la invasión orbitaria aparece como una metástasis en tejidos blandos o por extensión desde los huesos vecinos que forman las paredes orbitarias.[4]

Existen tumores vasculares del hueso, aunque su incidencia es baja el **angioma cavernoso intraóseo** es el más frecuente junto con los **angiosarcomas.**

Dentro de las lesiones reactivas las cuales son secundarias a reacciones óseas por otras lesiones, dentro de los cuales el granuloma el cual es un proceso reparativo hemorrágico secundario a trauma, puede afectar cualquier hueso de la órbita. Por otro lado el tumor d células gigantes es la variedad maligna con un estroma más vascular y carece de fibrosis, las células so de mayor tamaño y el tumor no produce focos osteoides.

Otra variedad reactiva es el **quiste óseo aneurismático**, el cual simula una lesión inflamatoria o un tumor mesenquimal maligno, aparece entre la segunda y tercera década de la vida y la inflamación se produce por el efecto de una hemorragia que al extenderse hacia los tejidos produce una fuerte reacción inflamatoria. Pueden aparecer en pacientes con displasias fibrosas y en tumores de células gigantes.

Dentro de los tumores de origen cartilaginoso se encuentra el **condroma**, el cual es extremadamente raro en la órbita al ser de localización en huso membranoso. Otro tumor poco frecuente es el condromixoma mezcla de tejido mixoide y condroide benigno de lento crecimiento y no doloroso aunque sólo se ha descrito tejido condroide en el cuerpo y ala del esfenoides. Su variedad maligna o condrosarcoma es muy raro en órbita el cual se origina de restos cartilaginosos en los senos paranasales.

Dentro de los tumores fibroóseos, representan lesiones las cuales tienen una mezcla de tejido fibroso y tejido osteoide, con mayor proporción del primero; los más frecuentes son el **fibroma oscificante** y la **displasia fibrosa.**

El fibroma oscificante difícil de diferenciar de la displasia fibrosa aparece en las 3 primeras décadas de la vida y afecta al frontal, etmoides y maxilar. Se considera una lesión benigna, monostótica de masa vascular bien delimitada con bordes de osteoblastos, unilateral con mayor predilección hacia el sexo femenino, es de crecimiento lento desplaza tejidos orbitarios produciendo una asimetría sin alteraciones en la motilidad o visión excepto que afecte el ápice de la órbita. La displasia fibrosa es congénita benigna representa una metaplasia fibroósea con afección hacia huesos largos y cráneo por lo que puede ser monostótica o poliostótica sin evidencia de maduración ósea ni bordes ostebláscitos. Todos los huesos de la órbita pueden estar afectados, aparece en las tres primeras décadas de la vida pero puede seguir creciendo en la edad adulta y representa del 1 al 3% de la patología orbitaria.

Los tumores del tejido conectivo fibroso derivan del mesénquima, juegan un papel importante en el soporte de los tejidos orbitarios, originan tumores de rara e infrecuente incidencia. El fibroma es un tumor de lenta evolución, no infilrante y más frecuente en varones, se debe hacer diagnóstico diferencial con queloides y fibrosis secundaria a inflamaciones orbitarias como pseudotumores esclerosantes.

La fibromatosis es más agresivo e invasivo que el anterior pero no producen metástasis y se considera benigna afectan principalmente tejidos músculo aponeuróticos por lo que son muy raros e infrecuentes en la órbita. El fibrosarcoma es una tumoración maligna formada por células n forma de huso que muestran diversos grados de anaplasia nuclear y la órbita puede estar afectada de manera primaria o bien por contigüidad, son tumores infiltrantes y alteran pronto la motilidad y visión al crecer con cierta rapidez.

Los mixomas derivan de fibroblastos alterados que producen un exceso de mucopolisacáridos con capacidad de aglutinar colágeno. Su incidencia en la órbita es muy baja son de lenta evolución sin embargo pueden causar desplazamiento, el tratamiento es quirúrgico y radical para evitar recidivas. Otra lesión rara pero que por sus síntomas eminentemente rinológicos con compromiso orbitario es el angiofibroma juvenil nasofaríngeo la cual se considera una lesión benigna conocida también como hemangiofibroma, aparece en la cavidad nasal y se extiende hacia la cavidad orbitaria por vecindad. Produce obstrucción nasal crónica, epistaxis, desplazamiento del globo, alteraciones visuales y oculomotoras por efecto de masa puesto que puede llegar a comprimir la hendidura esfenoidal. Finalmente el histiocitoma fibroso se define como un tumor de fibroblastos e histiocitos en una matriz fibrosa, se considera el tumor mesenquimal más frecuente en la órbita en adultos. Los signos más característicos son el exoftalmos, palpación de masa, pérdida de la visión diplopía y dolor. El tratamiento es quirúrgico y debería practicarse la resección completa en todo lo posible e incluso excenteración para evitar las recurrencias[8].

Dentro de los tumores del tejido muscular el de mayor importancia por su potencial efecto devastador es el **rabdomiosarcoma** el cual se considera el tumor maligno más frecuente de la órbita. Se considera como una neoplasia derivada del mesénquima que nace del músculo estriado, sin embargo más correctamente deriva de células mesenquimatosas derivadas de la cresta neural las cuales tienen potencial pluripotencial ya que pueden dar lugar a una proliferación tumoral muscular en un área desprovista de músculo. Es el sarcoma de partes blandas más frecuente no sólo en niños menores de 15 años sino también en adolescentes. La localización orbitaria representa el 9% de total de los rabdiomiosarcomas y consituye del 1 al 4% de los tumores orbitarios; Rootman considera una incidencia de 2% la Clínica Mayo 2.8%. Se presenta con mayor incidencia en raza blanca y preponderantemente en sexo masculino. Hay factores maternos como la exposición a drogas, radiación, síndrome fetal alcohólico o como parte del síndrome Beckwith Wiederman o la neurofibromatosis tipo I; o como parte de un patrón de cáncer familiar (Síndrome de Li Fraumeni) o asociado a mutaciones en genes supresores tumorales como p53. Se piensa que los traumatismos pueden disparar su aparición.

Dependiendo de su grado de diferenciación histológica se clasifican en: Embrionario: el más frecuente en la órbita y en edades más tempranas, el alveolar: más frecuente en adolescentes y el pleomórfico: el menos frecuente en la órbita y característico de la edad adulta.

En general menos de la cuarta parte de los casos presenta metástasis al diagnóstico, siendo lo más frecuente en pulmón seguido de médula ósea y hueso muy raro en hígado y cerebro. El cuadro clínico comienza en pocos días-semanas con ptosis, desplazamiento inferior del globo, exoftalmos, trastornos de la motilidad ocular, que evoluciona rápidamente a una oftalmoplejía. El exoftalmos de rápida evolución suele desplazar el globo hacia abajo y hacia afuera con masa palpable en la mayoría de los casos. Menos frecuente es la aparición de dolor o disminución de la agudeza visual ya sea por compresión o infiltración del nervio óptico. Si el tumor es intracónico los síntomas serán la oftalmoplegía y la proptosis y pérdida de la visión, si el superior o inferior aparecerá desplazamiento del globo previo a la alteración de la motilidad. Ante la mínima sospecha debe hacerse biopsia por medio de biopsia-resección intraoperatoria. Una vez confirmado el diagnóstico se realiza cirugía reductora cuidando de no abrir vías de extensión neuroquirúrgicas y asociando quimioterapia y radioterapia precoz.[4]

Otros tumores de menor importancia son el rabdomioma o tumor benigno originado de músculo estriado, **lipoma** compuesto por adipocitos maduros y puede estar mezclado con otros componentes, el liposarcoma muy frecuente en retroperitoneo infrecuente en la órbita y finalmente tumoración de tejido muscular liso o leiomioma.[9]

Otro grupo de tumores son aquellos que surgen de los nervios periféricos, los cuales derivan de las células que han emigrado de las crestas neurales para desarrollar la función de soporte en el sistema nervioso periférico, son tumores derivados de las células de Schwann que envuelven a los axones y se conocen principalmente como **schwannomas o neurilemomas y neurofibromas** (con las variedades difuso o plexiforme). Dos de ellos tienen importancia en la órbita: nuerofibromas y neurilemomas o schwannomas; ambos derivan de las células de Schwann y representan el 25% de los tumores nerviosos, constituyendo en diversas series el 4% de todas las lesiones orbitarias. En proporción 2:1 es más frecuente el neurofiborma que el schwannoma. El primero es un tumor de nervio periférico formado por hiperplasia de elementos de sostén schwannianos y fibroblásticos, en el que las fibras nerviosas aparecen disociadas por la proliferación benigna que padecen. Se conocen 4 tipos: el plexiforme asociado a neurofibromatosis (NF) tipo 1, solitario, difuso e intraneural similar al schwannoma. De ellos el neurofibroma plexiforme es el tumor más común de los nervios periféricos y uno de los más complejos de la órbita; se considera un hamartoma formado por cordones de células de Schwann, axones y fibroblastos. Puede afectar cualquier nervio simpático o parasimpático craneal con gran tendencia a localizarse en nervios sensoriales orbitarios. Se relaciona con NF1. Produce hipertrofia de los párpados, desplazamiento inferior del globo, exoftalmos por extensión orbitaria y asimetría facial por elefantiasis. El tratamiento siempre es quirúrgico.

El neurilemoma o Schwannoma es un tumor benigno de células de Schwann originado en los nervios periféricos y de crecimiento excéntrico, aparece entre los 30 a 60 años y es más frecuente en mujeres. Se puede relacionar con NF 1. Es una neoplasia de crecimiento lento y poco agresiva que no infiltra los tejidos vecinos, según sea de localización intracónica o en el techo orbitario, el exoftalmos tendrá características diferentes: en el primer caso axial y en el segundo con desplazamiento del globo hacia abajo. Puede cursar con cierto dolor orbitario difuso, sin alteraciones del retorno venoso sin comprometer en un principio la visión excepto si alcanza un volumen tal que produce compresión sobre el globo ocular o sobre el nervio óptico. Si crece hacia la hendidura esfenoidal puede ocasionar palidez de papila y disminución progresiva de la visión; no se manifiestan trastornos oculomotores. Son tumores poco agresivos que muy raramente se malignizan y no infiltran tejidos benignos. Su manejo es exclusivamente quirúrgico[9].

Es importante hacer mención de otro grupo de alteraciones neurales, **los gliomas del nervio óptico** los cuales son poco frecuentes con un potencial bajo de crecimiento. Se origina de la neuroglia es decir de astrocitos y oligodendrocitos por lo cual son considerados por muchos como hamartomas y representan del 1.5 al 3.5% de todos los tumores orbitarios y hasta un 65% de todos los tumores del nervio óptico. Suele presentarse en edades tempranas aunque no es exclusivo de niños. La sintomatología depende la localización del tumor. Se dice que en menores de 2 años se manifiesta por poca visión, macrocefalia y trastornos del desarrollo, entre los 2 y 5 años por trastornos endocrinológicos y en adultos por trastornos de la visión. Clínicamente se acompaña la baja visual con defecto pupilar aferente relativo, cabe señalar que si se encuentra en órbita produce más exoftalmos que si es más posterior, es decir, quiasma óptico, en dado caso condicionaría mayor pérdida visual, dando lugar a defectos campimétricos inespecíficos como escotomas cecocentrales, centrales, altitudinales, hemianopsias bitemporales, entre otros. El exoftalmos suele ser axial, no doloroso ni pulsátil y es la principal razón por la cual acuden los niños a consulta. Si aparece compromiso hipotalámico puede aparecer manifestaciones endocrinológicas como pubertad precoz, obesidad, diabetes insípida, panhipopituitarismo y enanismo. No olvidar como ya se mencionó con anterioridad su asociación con NF1. Son tumores que pueden invadir quiasma y el cerebro por proliferación aracnoidea, degeneración quística; si el tumor se confina al nervio óptico el pronóstico de vida es excelente, pero si este se extiende a quiasma, hipotálamo o tercer ventrículo el riesgo de muerte es hasta del 28%.

Dentro de la patología neuronal, otro tumor de suma importancia es **el meningioma de nervio óptico**; que parte de la duramadre que reviste al periostio orbitario y se convierte en la vaina que rodea al nervio óptico, representa del 3 al 5% de todos los tumores orbitarios en personas de edad media. Comparte las mismas características de los meningiomas intracraneales aunque son mucho menos frecuentes, estos pueden clasificarse en meningoteliales, fibroblásticos, transicionales y angioblásticos. Se cree que los meningiomas del nervio óptico pueden tener su origen en las células cobertoras meningoendotelilaes llamadas vellosidades aracnoideas. Sin embargo los meningiomas del nervio óptico pueden invadir la duramadre y obliterar la circulación de la piamadre o bien extenderse por fuera de la duramadre volviéndose exofítico invadiendo estructuras orbitarias adyacentes. Cuando son primarios pueden llegar a llenar el espacio intracónico sin comprimir el nervio óptico, por otro lado, si la duramadre contiene el tumor lo envuelve producirá compresión temprana y aparición de síntomas visuales, generalmente producen proptosis axial lentamente progresiva con formación de pliegues coriorretinianos e hipermetropía. Por lo contrario los meningiomas secundarios o del canal óptico producen una compresión temprana del nervio óptico que se traduce en sintomatología visual.[9]

La presencia de edema de papila es un hallazgo frecuente por compresión vascular directa, también se han descrito otros signos menos específicos como cefaleas, quemosis, edema palpebral. Tumores del lóbulo frontal, generalmente meningiomas del surco olfatorio o del borde esfenoidal, puede producir el característico síndrome de Foster Kennedy con atrofia óptica anosmia y papiledema contralateral. El tratamiento de los meningiomas del nervio óptico incluye observación, radioterapia, cirugía y tratamiento hormonal experimental. [8]

Un grupo de tumores de mayor importancia dada su frecuencia son los originados en la glándula lagrimal puesto que representan del 4 al 10% de la patología orbitaria. Básicamente los tumores epiteliales de la glándula lagrimal son de tipo adenoide (originados en el epitelio de la capa secretora del acino glandular) pudiéndose hallarse en ellos formaciones quísticas o bien focos de diferenciación epidermoide. Se clasifican atendiendo sus características histopatológicas y por orden de frecuencia en: adenoma pleomórfico (tumor mixto benigno), carcinoma adenoide quístico (adenocistocarcinoma o cilindroma), adenocarcinoma, carcinoma mucoepidermoide y carcinoma indiferenciado.

El adenoma pleomórfico o también llamado tumor mixto benigno, es el tumor benigno epitelial más frecuente de la glándula lagrimal y constituye el 1.5% de la patología orbitaria y del 65 a 70 % de toda la patología de la glándula lagrimal. Es un tumor de crecimiento lento que origina una exoftalmía de moderada a marcada con desplazamiento inferior y nasal del globo ocular; sin embargo a pesar de esto no suele haber diplopía y el párpado inferior suele presentar una ptosis mecánica con deformidad característica en S itálica que protege a la córnea. El crecimiento tumoral es a expensas del lóbulo orbitario de la glándula. No suele haber compromiso visual puesto que no se extiende al espacio intracónico. Nunca debe de realizarse biopsia previa, debe procederse a la excéresis completa del tumor dentro de su cápsula.

El adenocarcinoma o tumor mixto maligno se desarrolla por la degeneración maligna de un tumor mixto benigno o después del mismo mal resecado. Sus manifestaciones clínicas son similares a los tumores antes mencionados pero mucho más agresivo, puede aparecer a diferencia del anterior, dolor, el cual indica infiltración perineural. La cirugía debe ser agresiva resecando en bloque si es posible, la pared ósea, periostio y tejidos vecinos. [24]

El carcinoma adenoideo quístico es el tumor maligno más agresivos por su capacidad infiltrativa a tejidos vecinos. Clínicamente se comporta como un adenoma pero con un curso más corto con desplazamiento inferointero, diplopía y dolor importante. Puede dar metástasis a pulmón, paredes óseas orbitarias y cadenas ganglionares vecinas.

El carcinoma mucoepidermoide es un tumor bien diferenciado en el cual se mezclan glándulas secretoras de moco y componente escamoso con quistes rodeados de células epiteliales, se comporta clínicamente como un adenocarcinoma o un adenocistocarcinoma, su pronóstico similar al resto de los tumores malignos de la glándula lagrimal.

Un punto importante a describir es la inflamación de la glándula las cuales pueden ser específicas e inespecíficas y se conocen como dacrioadenitis agudas y crónicas, dependiendo de sus signos clínicos y el tiempo de evolución. El pseudotumor inflamatorio o dacrioadenitis aguda cursa con una evolución corta acompañada de dolor que se incrementa con la realización de movimientos oculares y a la palpación. Tampoco podemos olvidar las lesiones linfoides de la glándula que representan entre un 10 y 15% de la patología lagrimal.[8]

A continuación se hablará de un grupo de tumores de origen linfoide e histiocítica; **los linfomas** pueden aparecer sobre un ganglio (linfomas nodales) o bien en un órgano extranodal (linfomas nodales o extraganglionares) como en el caso de los linfomas de los anexos oculares y del globo ocular. Para entender a estos últimos es importante hacer referencia al tejido linfoide de características especiales asociado a mucosas (MALT) o linfomas extranodales de la región marginal.

Suelen aparecer sobre mucosas que normalmente carecen de tejido linfoide estructurado como en el caso de la órbita. Oftalmológicamente hablando la órbita es la localización más frecuente con 46-74% seguido de la conjuntiva 21-29% posteriormente el párpado 5-21%. Las lesiones conjuntivales son móviles sobre la superficie epibulbar y están limitadas a la sustancia propia de la conjuntiva sin ocasionar alteraciones de la motilidad ocular o proptosis. En general los tumores linfoides de la órbita se presentan de forma insidiosa, sin signos de inflamación o dolor, en pacientes en la cuarta a séptima década de la vida. Producen proptosis, moderados desordenes musculares y ocasionalmente pérdida o disminución de la agudeza visual; la glándula lagrimal se afecta hasta en u 30% por la gran cantidad de linfocitos que rodean los acinos. Clínicamente es muy difícil diferenciar las formas benignas de las malignas, excepto por patrones de bilateralidad y recurrencia que sugieren malignidad.

Estas lesiones linfoproliferativas de los anexos oculares se dividen en dos grupos: **hiperplasia linfoide reactiva (HLR) y linfoma**. La primera se presenta entre la cuarta y sexta década de la vida generalmente en el párpado superior y el techo de la órbita sin cambios visuales ni de la motilidad sin dolor que desplaza hacia abajo y sin diplopía al globo ocular. No obstante los linfomas aparecen como masas blanco-amarillentas y por su fina vascularización adquieren un color asalmonado siendo muy friables cuando se corta un fragmento para estudio de biopsia. Los linfomas además se asocian a infecciones virales otras neoplasias como leucemias, macroglobulinemias, desórdenes del colágeno y síndromes de inmunosupresión. La enfermedad sistémica se asocia a compromiso del sistema nervioso central o crecimiento por extensión de los senos paranasales. La hiperplasia linfoide atípica representa un paso intermedio entre la HLR y el linfoma en sí. Clínicamente se puede presentar de manera unilateral o bilateral, de presentación muy similar a la HLR aunque en un 15% existe incidencia extraorbitaria y en su curso clínico puede desarrollarse un linfoma sistémico(45%).[10]

De hecho Hakan Demirci MD y col. evaluaron de forma retrospectiva 160 casos para determinar el riesgo de presentar linfoma sistémico en pacientes con tumor linfoproliferativo orbitario y concluyeron que el riesgo de desarrollo era de un 33% a 10 años; además de ser asociado de manera significativa si el cuadro se presentaba de forma bilateral.[10]

La histiocitosis o histiocitosis de células de Langerhans tienen su origen en una mutación somática de estas células o de sus precursoras, antes referidas como granuloma eosinófilo, Hand-Schüller Christian y Letterer-Siwe. Esta enfermedad que ha sido catalogada como una enfermedad maligna, posee un comportamiento clínico diferente, con una deficiencia de células T supresoras, por lo que la tendencia actual es considerarla como un desorden inmunológico con proliferación de células de Langerhans y deficiencia de células T supresoras. La órbita puede afectarse por diversos procesos inflamatorios granulomatosos crónicos, caracterizado histológicamente por presencia de células de tipo macrófagos o de naturaleza histiocítica, especialmente por sus formas modificadas llamadas células epitelioides y células gigantes; pudiendo ser procesos localizados o sistémicos.

Clásicamente, el espectro de esta enfermedad abarca desde le granuloma eosinófilo que puede ser unifocal o multifocal existiendo en este último caso una superposición con la enfermedad de Hand-Schüller Christian, la cual puede considerarse un subtipo de granuloma eosinófilo multifocal, hasta un estadio intermedio o enfermedad de Letterer-Siwe que representa el compromiso multisitémico de la histiocitosis de células de Langerhans.

La enfermedad es poco común con un predominio de 2: 1 del sexo masculino afectando a niños y jóvenes y consiste en infiltrados óseos que pueden ser únicos o múltiples y afecta cráneo, vértebras, costilla, escápula y huesos largos. En la órbita se presenta como una lesión solitaria en la región frontoparietal, presentando dolor, enrojecimiento. Puede ocasionar una reacción inflamatoria local si atraviesa la periorbita y simula la ruptura de un quiste dermoide, dacrioadenitis o pseudotumor inflamatorio orbitario. Puede afectar tejidos orbitario, invadir otros cuadrantes e incluso ser bilateral. El pronóstico varía según la extensión y progresión de la misma[4].

Un grupo importante de tumores son los pigmentados, los melanomas de la órbita pocas veces son de origen primario ya que generalmente nacen de la uvea y en la conjuntiva y con menor frecuencia en los párpados e incluso como metástasis en órbita de un melanoma cutáneo en otra zona. Por su origen los podemos dividir en: tumores pigmentados de los párpados, de la conjuntiva, de la uvea, de la órbita y metástasis orbitaria de melanoma.

Los melanomas palpebrales apenas representan en 1% de los tumores palpebrales, pueden tener origen de un nevus preexistente, sobre un lentigo maligno o formarse de un verdadero melanoma primario palpebral. Las lesiones cutáneas palpebrales que pueden considerarse como punto de partida hacia un melanoma son: el nevo displásico, nevo congénito melanocítico y un lentigo maligno o mancha de Hutchinson. El pronóstico del melanoma esta en relación directa con espesor y profundidad del mismo.

Clark lo ha divido como epidérmico, que infiltre parcialmente la dermis papilar, infiltración de toda la dermis papilar, invade dermis reticular y por último penetra al tejido subcutáneo. La posibilidad de que se extienda a la órbita es poco frecuente.

Las lesiones pigmentadas de la conjuntiva son frecuentes, pudiendo ser adquiridas o congénitas, benignas o maligna . Los nevos son las lesiones conjuntivales pigmentadas más comunes, son congénitas y están compuestas de células de nevus y la pigmentación no suele verse sino hasta la adolescencia y se pueden clasificar como ya se cito anteriormente en la piel. Lo nevos melanocíticos siempre están situados en el área interpalpebral, cerca del limbo corneal.

La melanosis benigna por así llamarla, se haya expuesta exclusivamente en la conjuntiva bulbar, nunca en l conjuntiva palpebral ni en los fondos de saco, sin embargo, se puede confundir clínicamente con etapas primarias de la melanosis adquirida primaria MAP; esta última se utiliza para designar hiperpigmentaciones irregulares de la conjuntiva bulbar casi siempre cerca del limbo, de coloración difusa, marrón claro casi siempre unilateral y multifocal, además de aparecer típicamente en pacientes de entre 40 y 50 años, se considera con atipia o la clase maligna cuando la fase de crecimiento cambia de horizontal a vertical lo cual se considera como precursores del melanoma conjuntival. Los melanomas malignos de la conjuntiva son tumores muy raros, y representan el sexto lugar de todos los melanomas cutáneos; al parecer se forman de nevus atípico o síndrome el nevo displásico el 40% de la veces, de la MAP 30% y de novo en 30%. Así que cualquier lesión pigmentada e la conjuntiva en adultos se debe considerar sospechosa, por lo que debe de ser biopsada, por lo que en conclusión la obtención de un diagnóstico precoz y el tratamiento quirúrgico ofrecen la mejor opción para la supervivencia.

Los melanomas uveales so neoplasias que se originan de los melanocitos del tracto uveal, siendo los tumores malignos intraoculares más frecuentes en los adultos. Los pacientes pueden aparecer asintomáticos o consultar por mala visión, alteraciones del campo visual, miodesopsias o síntomas que se asocian a desprendimiento de retina y directamente con el compromiso macular ya sea por invasión tumoral o por líquido subretiniano. Puede ocasionar dolor por glaucoma secundario. La invasión orbitaria se presenta en lesiones de larga evolución, pudiendo no presentar síntomas si es nodular y pequeño, pero en etapas más avanzadas pueden causar quemosis, dolor y proptosis progresiva por extensión masiva a la órbita. Otra forma de presentación del melanoma uveal en la órbita es la recurrencia tumoral post-enucleación, la cual se manifiesta por u desplazamiento del implante orbitario, lo que provoca una proyección anterior de la prótesis ocular. El tratamiento varía según el grado de extensión extraescleral.

El melanoma primario de la órbita se considera muy raro y siempre se debe descartar que no sea una metástasis a distancia o la extensión de un melanoma uveal. Estos llegan a la órbita por migración de las leptomeninges del nervio óptico, de los tejidos que rodean a los nervios ciliares o de las proximidades de las venas perforantes esclerales. Otra posibilidad es el origen de melanocitosis asociado a una melanosis oculodérmica (nevo de Ota) o una melanosis neurocutánea. Finalmente el melanoma metastásico suele ser secundario a una melanoma en piel, pero puede tener otro origen; sin embargo la incidencia de metástasis orbitaria en el melanoma es muy baja[8].

Dentro de los tumores malignos un grupo de lesiones que su proximidad y frecuencia se debe hacer mención, son los carcinomas de vecindad y anexos, en este grupo incluimos a todos aquellos tumores que se extienden a la órbita desde los párpados, conjuntiva, senos paranasales y nasofaringe. La patología de la vecindad palpebral y paranasal representa alrededor del 28 al 30% de la patología orbitaria. Esta grupo puede ser clasificada en : tumores de senos paranasales y nasofaringe, tumores de párpados, tumores de conjuntiva, tumores del saco lagrimal.

Los tumores del primer grupo representan el 14.1% de la patología orbitaria, por lo que conviene a todo oftalmólogo conocer la sintomatología sinusal para evitar el crecimiento de estas lesiones, ya que estas, invaden la órbita a través de diversos orificios y hendiduras. Dentro de la patología benigna de los senos paranasales encontramos por citar algunos, mucoceles, osteomas, angiofibromas; y dentro de la patología maligna las cuales en un 90% tienen u origen epitelial, y el 10% restante engloba rabdomiosarcomas, melanomas, estesioneuroblastomas, etc.

Dentro del segundo grupo, los tumores palpebrales que se extienden hacia la órbita son: **carcinomas basocelulares y espinocelulares, linfomas, melanomas y sarcomas.** Los dos primeros representan el 2% de la patología orbitaria. La mayoría de los carcinomas basocelulares aparecen en los párpados y se extienden hacia el interior de la cavidad orbitaria cuando no se ha aceptado la intervención quirúrgica. La mayoría aparecen en personas mayores de 50 años y el 45% son de localización palpebral inferior, 38%

superior, 17% interna. Las lesiones pueden adherirse al periostio, crece y desplaza lentamente al globo ocular cerrando la hendidura palpebral, en estadios finales aparece ptosis palpebral por infiltración muscular a nivel del ápex, dolores orbitarios. En los caso de espinocelulares su evolución difiere ya que esta es mucho más rápida y agresiva.

En el último grupo los tumores de conjuntiva sólo representan el 1%, en el caso del saco lagrimal pueden ocasionarse lesiones benignas como inflamaciones o granulomas o bien malignas como carcinomas o linfomas. Los carcinomas primitivos del saco lagrimal han sido clasificados como papilares y no papilares, clínicamente es fácil confundirlos con cuadros de dacriocistitis en estadios incipientes pero en pocas semanas pueden extenderse hacia el piso de la órbita, comportándose como una masa dura y dolorosa. El tratamiento siempre incluye resección amplia incluyendo osteotomías amplias del maxilar unguis, y canal lagrimal. Por último un tumor poco frecuente es el oncocitoma el cual ha sido descrito en conjuntiva, carúncula, saco lagrimal, tráquea, faringe o incluso tracto intestinal; se sugiere una metaplasia de las células epitelilales en los acinos de los elementos glandulares[8].

Uno de los capítulos más fascinantes de la patología orbitaria es la **oftalmopatía tiroidea o distiroidea**, la cual fue descrita por vez primera por en 1773 por Saint Yves, y nos sino hasta 1940 cuando Basedow insiste entre la asociación de exoftalmía y las anomalías distiroideas. La oftalmopatía de Graves (OG)es una enfermedad que debilita el sistema visual y altera la calidad de vida de los afectados. Se conoce en la actualidad como una enfermedad autoinmune de etiología desconocida con un tratamiento poco satisfactorio. La OG es la primera causa de patología orbitaria con una incidencia que oscila entre el 50 y 60% . Generalmente asociada a hipertiroidismo de Graves, pero puede aparecer con menos frecuencia en la tiroiditis de Hashimoto, en eutiroideos y en hipotiroideos.

Esta es una enfermedad edematosa generalmente crónica y a veces aguda o subaguda que se caracteriza por la aparición de exoftalmos bilateral en la mayoría, acompañado de retracción palpebral, cierto grado de edema, estrabismo restrictivo, diplopía, úlceras corneales, hipertensión ocular y neuropatía óptica. La OG se presenta en 1 mujer por cada 5000-10 000 y en 3 hombres por cada 50 000- 100 000 habitantes por año. La mayoría presentan una oftalmopatía no activa o incipiente, que no necesita de tratamiento específico. Las formas graves sólo aparecen en un 4 a 5% de pacientes.

Dentro de las manifestaciones clínicas más importantes encontramos retracción palpebral en un 91%, exoftalmos 62%, alteraciones musculares en un 42%, edema palpebral en un 32%, inyección conjuntival 34% y quemosis 23%, neuropatía en un 6%, diplopía 33%, dolor 30%, lagrimeo 21% fotofobia 16% y visión borrosa en un 7%. La mayoría con OG presenta un cuadro clínico incipiente o moderado no progresivo, en un espacio de meses a años apenas un 20-25% cambian. Se cree que es fundamental tratar a todos los que muestren actividad en la oftalmopatía, con signos de inflamación-edema en párpados, conjuntiva, córnea, en músculos extraoculares por alteración de los movimientos, diplopía, lagrimeo, fotofobia o propiamente baja visual secundario a neuropatía. El tratamiento de la OG necesita de la cooperación interdisciplinaria del endocrinólogo, cirujano de órbita así como un buen conocimiento de los cuadros clínicos (incipiente, moderada o severa) grado de actividad y evolución para indicar el tratamiento adecuado en cada caso.[4]

Por último un grupo de tumores de suma importancia son aquellos **secundarios o metastásicos en órbita o anexos oculares.** Su incidencia ha sido estimada entre un 1 hasta un 13% de todos los tumores orbitarios[11]. La prevalencia de metástasis a órbita tiene un estimado del 2 al 4.7% y esto sugiere nuevas y más avanzados métodos diagnósticos; sin embargo se cree que la literatura subestima su aparición ya que lesiones pequeñas pueden permanecer asintomáticas y son más difícil por consiguiente de ser diagnosticadas. Por ejemplo las lesiones orbitarias metastásicas se estiman en un 10 a 30% en pacientes con carcinoma de mama además de que la examinación orbitaria en autopsias es baja.[12]

Dentro de las consideraciones anatómicas se cree que la órbita izquierda es más proclive a sufrir metástasis ya que teóricamente la carótida común de ese mismo lado asciende directamente de la aorta, por lo que las células tumorales tendrían un acceso más directo. Sin embargo, otros estudios no han mostrado aumento de la prevalencia de metástasis en dicha órbita.[13]

Su forma de presentación es en la gran mayoría de los casos en pacientes adultos mayores predominantemente en mayores de 75 años y usualmente surgen de carcinomas[13]. Los casos en niños son mucho menos frecuentes y se deben a sarcomas o tumores embriológicos o de origen neural. Hasta en un 19 a 25% de los casos puede no habrá una historia previa de cáncer por lo cual el oftalmólogo juega un rol crucial en el diagnóstico.[14]

Las manifestaciones clínicas de las metástasis orbitarias han sido bien documentadas; los síntomas pueden progresar de semanas a meses que incluye efecto de masa que causa desplazamiento y proptosis, dolor, inflamación, quemosis, edema palpebral. La infiltración a tejidos blandos vecinos puede llevar a ptosis, diplopía o enoftalmos, las alteraciones de los movimientos oculares pueden ser fuera de proporción a la proptosis. El enoftalmos es común en tumores esclerales como en caso del carcinoma de mama y gástrico. Para el diagnóstico se requiere de un examen oftalmológico detallado, una historia y examen físico general y si no existe historia previa de cáncer se debe siempre referir a oncología para evaluación sistémica simultánea. Las lesiones pueden ser intracónicas o extracónicas con aumento de músculos extraoculares como en el caso del melanoma. El involucro de las paredes orbitarias sugiere fuertemente etiología prostática; las lesiones cálcicas o quísticas son inusuales.[15]

Cualquier cáncer puede invadir la órbita vía hematógena, sin embargo, el carcinoma de mama causa el mayor número de metástasis orbitarias con un 28- 58.8% en varios estudio largos. Estas tienden a ser infiltrativas a los músculos extraoculares y al tejido graso periorbitario causando restricciones de movilidad ocular y cerca del 10% presentan enoftamos.[16]

Por otro lado el carcinoma pulmonar es la segunda causa de metástasis orbitaria causante del 8 – 12% de los casos, ambos el carcinoma indiferenciado de células grandes y del carcinoma de células pequeñas provocan el mayor número de ellas. Suelen tener un curso agresivo con desplazamiento ocular.[17]

El carcinoma prostático representa del 3 -10% de las metástasis orbitarias. Los signos clínicos incluyen proptosis, dolor, diplopía, edema palpebral, disminución visual. El dolor es más importante ya que este tipo de tumor invade las paredes orbitarias como ya se había mencionado. Las metástasis orbitarias por melanomas malignos cutáneos representan el 5.3- 15% de todos los tumores metastásicos. El origen suele ser piel en cualquier parte del cuerpo pero puede ser secundario a melanomas de mucosas o del tracto uveal. Los datos clínicos son similares al resto de los tumores metastásicos sólo que en este caso es más común la extensión hacia los músculos extraoculares. [18]

Los tumores carcinoides de células enterocromafines del tracto gastrointestinal representan del 4-5% de todas las metástasis, la mayoría de ellos se presentan hacia la sexta década de la vida con una predilección discreta hacia el sexo femenino. Suelen ser de lento crecimiento causando proptosis, diplopía y síntomas inflamatorios.[19]

En conclusión las metástasis a órbita son raras, hasta un 25 % de los pacientes que debutan con una lesión en la órbita suele ser el primer dato de un cáncer previo no diagnosticado.

JUSTIFICACIÓN:

Existen reportes en la literatura mundial sobre la distribución e incidencia de los diferentes tumores orbitarios, sin embargo, en nuestro medio sería importante conocer cuál de estos aparecen con mayor frecuencia además de aprender a reconocerlos según el tipo de lesión que representan, su topografía y cuadro clínico característico de cada una de ellos con el fin de un diagnóstico y tratamiento oportuno.

OBJETIVOS:

1) Objetivo General:
   - Conocer la frecuencia y distribución por edad de los diferentes tumores orbitarios en nuestro centro de referencia en un periodo de enero 2005 a diciembre 2009.

2) Objetivos Específicos:
   - Conocer la distribución por edad de los diferentes tipos de lesiones orbitarias y dividirlas según la clasificación de Rootman en lesiones inflamatorias, vasculares, neoplásicas (neurogénicas, linforpoliferativas, secundarias, mesenquimáticas, metastásicas y lacrimales), lesiones quísticas y atrofia o degeneraciones.

   - Conocer cuál es la distribución de las diferentes lesiones orbitarias según la década de la vida de aparición.

   - Conocer si la sospecha clínica corrobora con el diagnóstico histopatológico final.

   - Conocer cuáles son los diagnósticos diferenciales más comúnmente asignados a las diferentes lesiones orbitarias con diagnóstico histopatológico.

DISEÑO DEL ESTUDIO

Es un estudio descriptivo y retrolectivo.

MATERIAL Y MÉTODOS:

Se revisaron los archivos del servicio de Patología de 73 pacientes con lesiones orbitarias con diagnóstico histopatológico en un periodo de tiempo de enero del 2005 a diciembre del 2009.

Se ordenaron según número de registro, fecha de entrega de la pieza, edad, sexo, diagnóstico clínico de la pieza remitida y el diagnóstico histopatológico final.

Se revisaron los expedientes electrónicos y postquirúrgicos de cada unos de los casos mencionados para la recolección de los datos.

1) Criterios de inclusión:
   - Todos los expedientes de pacientes evaluados en el servicio de Oculoplástica que contarán con diagnósticos histopatológicos de las lesiones orbitarias remitidas al servicio de Patología que tengan además los datos suficientes para la elaboración del estudio en el periodo comprendido de enero del 2005 a diciembre del 2009.

2) Criterios de exclusión:

   - Patología orbitaria secundaria a orbitopatía tiroidea confirmada

Dentro de la metodología estadística, se analizaron los datos a través del programa SPSS 18. Realizando pruebas de X^2 para observar la correlación entre los diagnósticos clínicos e histopatológicos con una alfa 0.05 (significancia 0.95)

RESULTADOS

De un total de 73 casos, se presentaron 45 en mujeres y 28 en hombres que representa el 62 y 38% respectivamente.

Sexo	Total	%
F	45	61,6
M	28	38,4
Total	73	100

Tabla 1. Total de pacientes estudiados

Sexo	Promedio de edad	Desviación estándar
F	42	20
M	35	25

Tabla 2. Promedio de edad de los pacientes estudiados

Se observó la distribución de los casos por grupo de edad divididos por décadas. Se encontró una mayor frecuencia en la sexta década de la vida con un total de 13 casos, seguido de 12 y 11 casos en la cuarta y segunda década respectivamente. Siendo la octava década la que presentó la menor frecuencia con un solo caso reportado.

Década	M	F	Total
0-10	7	1	8
11-20	3	8	11
21-30	3	5	8
31-40	3	9	12
41-50	4	6	10
51-60	4	9	13
61-70	2	4	6
71-80	0	1	1
81-90	2	2	4
Total	28	45	73

Tabla 3. Distribución por década de la vida

Siendo la sexta década de la vida la más afectada, el pseudotumor inflamatorio representó el 31% con un total de 4 casos, seguido del mucocele, carcinoma epidermoide y linfoma todos con 2 casos que representan un 15%.

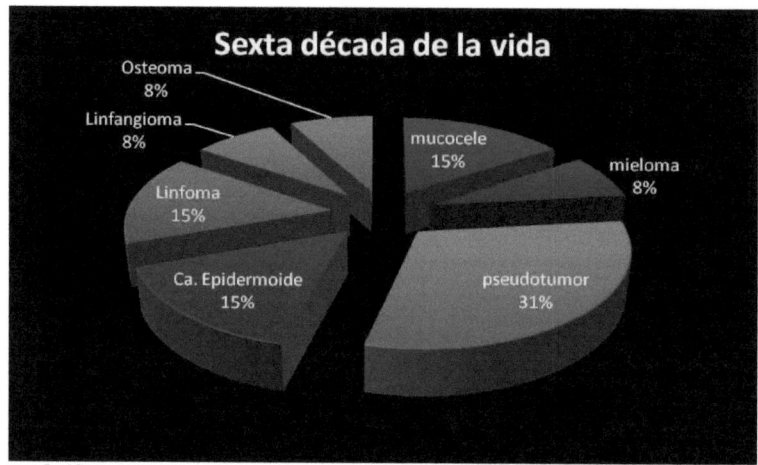

Gráfico 1. Lesiones encontradas en la sexta década de la vida.

Como ya mencionada con anterioridad después de la sexta década de la vida, la cuarta es la segunda en importancia de acuerdo al número de casos reportados, de estos, el pseudotumor inflamatorio ocupa el primer lugar con un total de 4 casos que representa el 34% seguido por la fibrosis orbitaria y el mucocele con 2 casos cada uno que representa el 17% respectivamente.

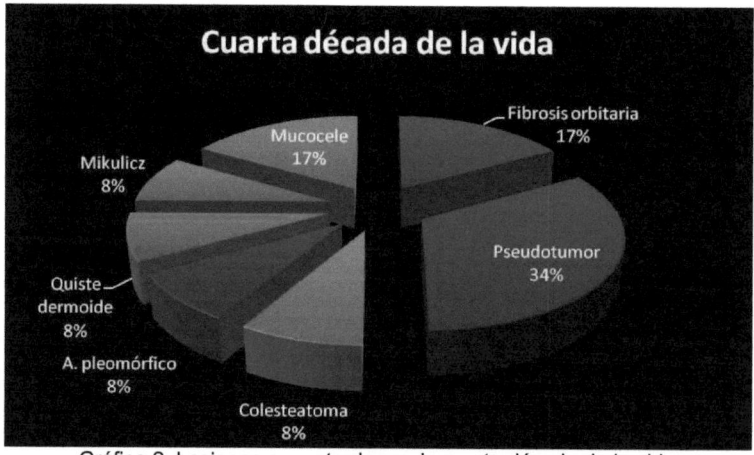

Gráfico 2. Lesiones encontradas en la cuarta década de la vida

Después de lo anteriormente descrito, la segunda década de la vida ocupa el tercer lugar en frecuencia de lesiones orbitarias; en este grupo de edad, el pseudotumor inflamatorio sigue siendo la lesión más frecuente con un porcentaje similar del 37% con un total de 4 casos, seguido del neurilemoma y el linfangioma con un total de dos casos que representa el 18% respectivamente.

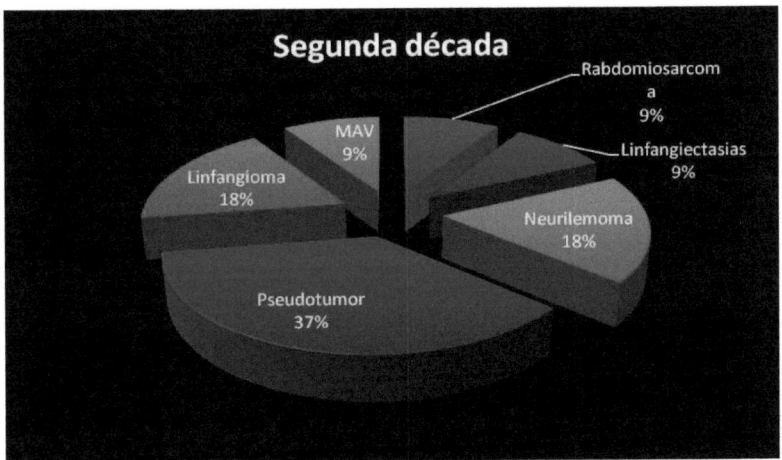

Gráfico 3. Lesiones encontradas en la segunda década de la vida.

De acuerdo al comportamiento del tumor orbitario se clasificaron en benignos y malignos; encontrando 59 casos benignos que representan un 80.8% y 14 casos malignos que representan un 19.2%.

Comportamiento del tumor	%	Casos
Benigno	80,8	59
Maligno	19,2	14
Total		73

Tabla 4. Distribución según el comportamiento del tumor

Además de su comportamiento benigno y maligno, es importante hacer notar que las lesiones orbitarias se pueden clasificar según Rootman de acuerdo a su origen en: **inflamatorias, vasculares, lesiones quísticas, atrofia o degeneraciones y neoplásicas**; estas últimas se pueden subdividir en linfoproliferativas, neurogénicas, mesenquimáticas, metastásicas, lacrimales y secundarias a otras patologías.[3]

Tipo de lesión	%	Total
Inflamatorio	31,5	23
Vascular	9,6	7
Neoplasia	35,6	26
Lesión quística	23,3	17
Atrofia o degeneración	0,0	0
Total		73

Tabla 5. Distribución según el tipo de lesión.

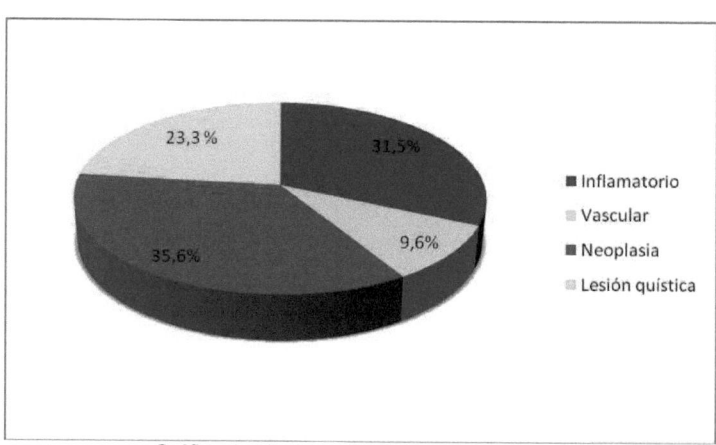

Gráfico 4. Distribución según tipo de lesión.

31

De las lesiones neoplásicas 12 casos fueron benignos y 14 malignos dando un total de 26 casos, los cuales representan un total de 35.6% siendo la variedad tumoral más frecuente seguida de las lesiones inflamatorias con un total de 23 casos que corresponden a un 31.5% del total. En tercer lugar en orden de frecuencia corresponde a las lesiones quísticas con 17 casos (23.3%) y por último las lesiones vasculares con 7 casos (9.6%). No se observó ningún caso de atrofia o degeneración.

La siguiente tabla nos indica que sólo las causas neoplásicas en sus diferentes variedades presentaron comportamiento maligno en 14 casos de 26 totales.

Tipo de tumoración	Agresividad	Total
Inflamatorio	benigno	23
	maligno	0
Vascular	benigno	7
	maligno	0
Neoplasias	benigno	12
	maligno	14
Lesión quística	benigno	17
	maligno	0
Atrofia o degeneración	benigno	0
	maligno	0

Tabla 6. Frecuencia de tumores benignos y malignos de acuerdo al tipo de tumoración

De las lesiones neoplásicas se presentaron   12 casos (46.2%)
mesenquimáticos, de los cuales 8 resultaron benignos y 4 malignos; 6 casos
secundarios   (23.1%) todos de comportamiento maligno; 3 casos
linfoproliferativos (11.5%), igualmente todos de comportamiento maligno; 2
neurogénicos y 2 lacrimales (7.7% cada uno); y 1 metastásico (3.8%).

Tipo de lesión neoplásica	%	Total
Neurogénico	7,7	2
Linfoproliferativo	11,5	3
Secundario	23,1	6
Mesenquimático	46,2	12
Metastásico	3,8	1
Lacrimal	7,7	2
		26

Tabla 7. Distribución de las lesiones
neoplásicas

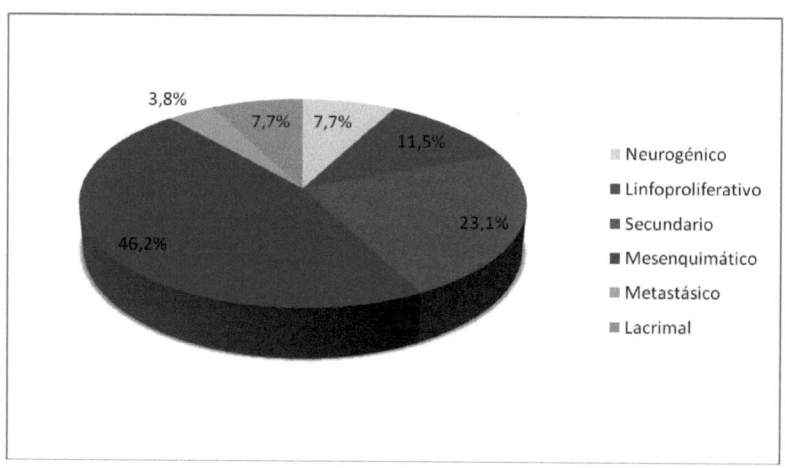

Gráfico 5. Distribución de las lesiones neoplásicas

Tipo de lesión neoplásica	Agresividad	Total
Neurogénico	benigno	2
Linfoproliferativo	maligno	3
Secundario	maligno	6
Mesenquimático	benigno	8
	maligno	4
Metastásico	maligno	1
Lacrimal	benigno	2
		26

Tabla 8. Comportamiento de las diversas
lesiones neoplásicas

Dentro de los tumores inflamatorios a continuación se presentan los tipos más frecuentes encontrados, siendo el pseudotumor inflamatorio el más frecuente con un porcentaje del 91%.

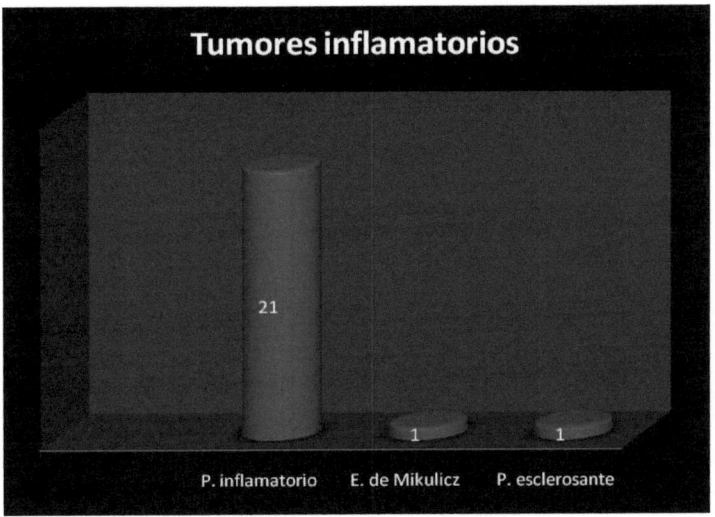

Gráfico 6. Número de tumores inflamatorios

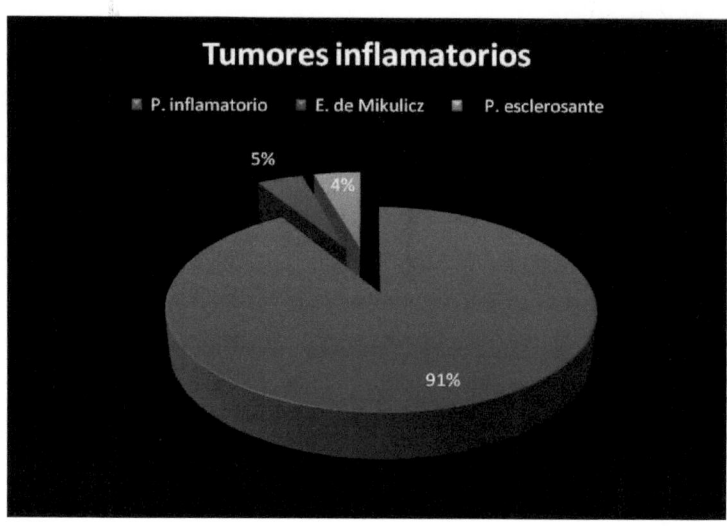

Gráfico 7. Porcentaje de tumores inflamatorios

El linfangioma fue la lesión vascular más frecuentemente encontrada en nuestro estudio con un 57%.

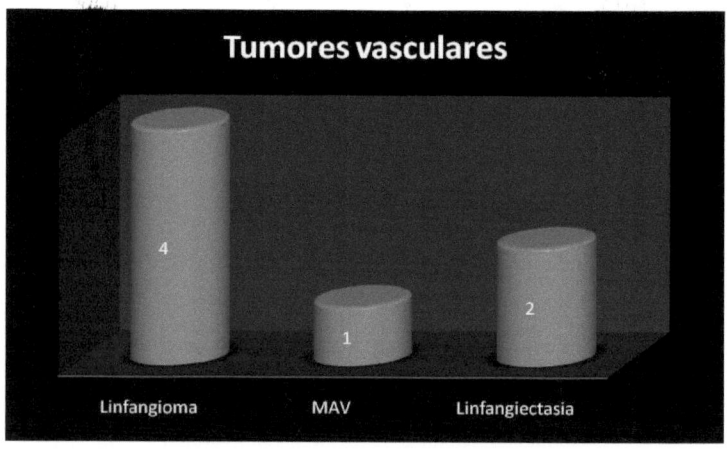

Gráfico 8. Número de tumores vasculares

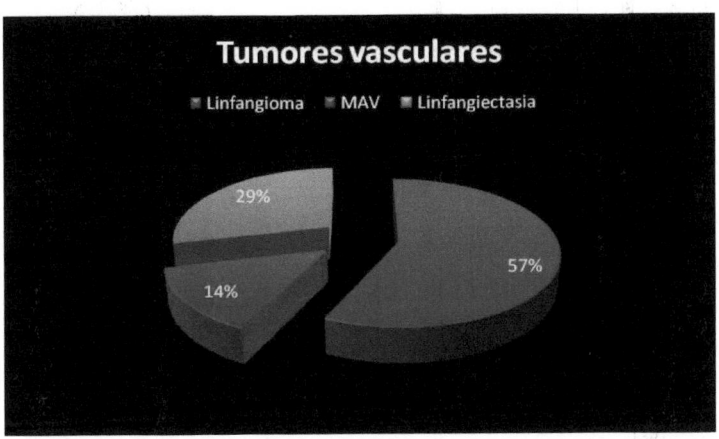

Gráfico 9. Porcentaje de tumores vasculares

Las neoplasias ya sea benignas o malignas representaron el tipo de lesión más común. La fibrosis periorbitaria, el carcinoma epidermoide y el rabdomiosarcoma fueron las lesiones más frecuentemente encontradas con un 23%, 19% y 11% respectivamente.

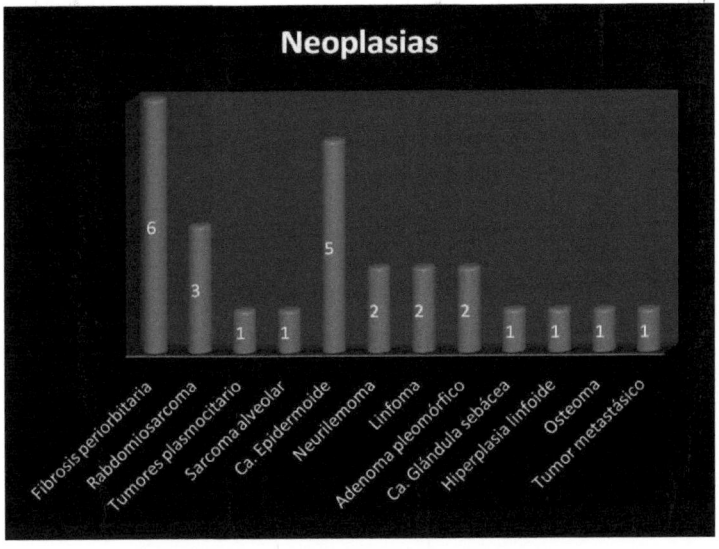

Gráfico 10. Número de lesiones neoplásicas

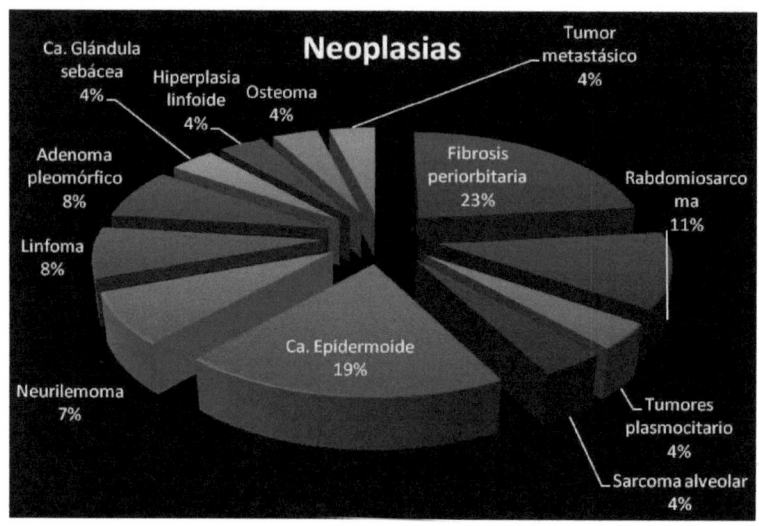

Gráfico 11, Porcentaje de neoplasias

Finalmente las lesiones quísticas encabezadas por el mucocele, seguida del quiste dermoide que representan un 41% y 29% respectivamente.

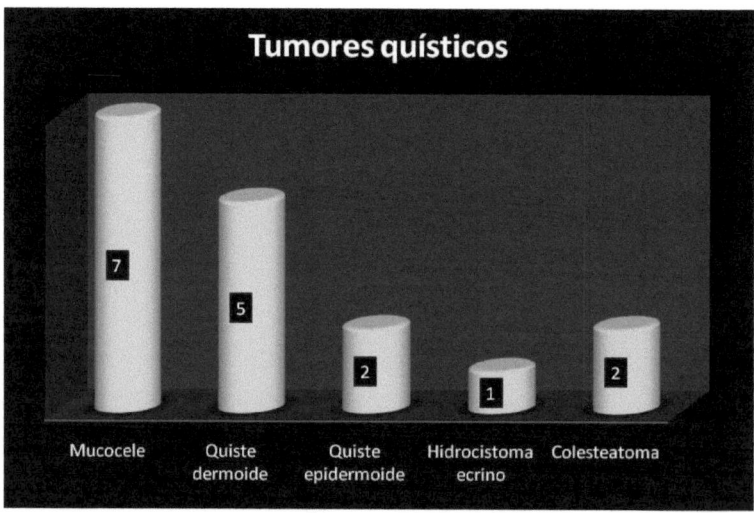

Gráfico 12. Número de tumores quísticos

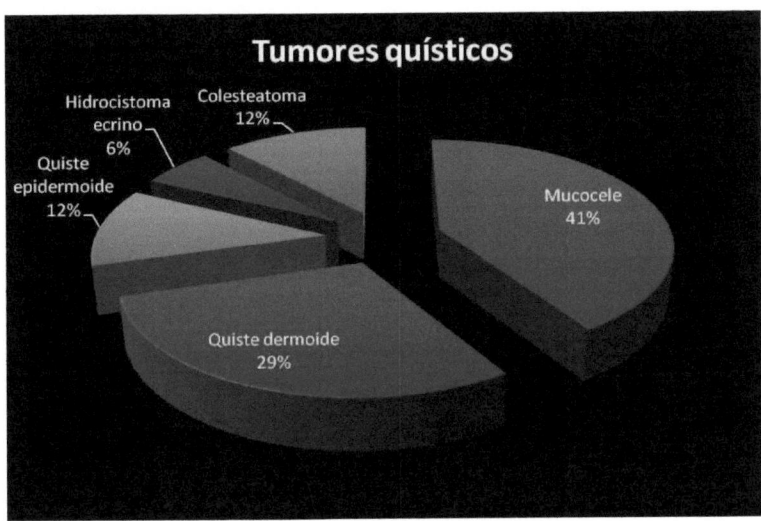

Gráfico 13. Porcentaje de tumores quísticos

Tipo de lesión	Valor de X^2
Inflamatorios	36.66
Vasculares	29.49
Neoplasias	68.55
Quísticas	73

Tabla 9. Valor de significancia de acuerdo el tipo de tumor para su correlación clínica – histopatológica.

A continuación se describen los resultados de las tablas de contingencia divididas según la clasificación de tumores orbitarios ya descrita.

En el primer grupo de los tumores inflamatorios, de un total de 73 casos, 23 fueron inflamatorios de los cuales en 14 casos se acertó el diagnóstico.

Inflamatorios		Dx clínico		
		Sí	No	Total
Dx patológico	Sí	14	9	23
	No	0	50	50
	Total	14	59	73

P< 0.0001

Tabla 10. Tabla de contingencia lesiones inflamatorias.

Dentro de lo tumores vasculares, se encontraron un total de 7 casos de los cuales en 3 ocasiones se acertó el diagnóstico.

Vasculares		Dx clínico		
		Sí	No	Total
Dx patológico	Sí	3	4	7
	No	0	66	66
	Total	3	70	73

P < 0.0001

Tabla 11. Tabla de contingencia lesiones vascular.

Dentro de las causas neoplásicas de un total de 26 casos, hubo una adecuado correlación en 23 casos.

Neoplasias				
		Dx clínico		
		Sí	No	Total
Dx patológico	Sí	23	3	26
	No	0	47	47
	Total	23	50	73

P< 0.0001

Tabla 12. Tabla de contingencia lesiones neoplásicas,

Finalmente de los casos de lesiones quísticas, de un total de 17 casos se encontró una adecuada correlación en todos los casos.

Lesiones quísticas				
		Dx clínico		
		Sí	No	Total
Dx patológico	Sí	17	0	17
	No	0	56	56
	Total	17	56	73

P< 0.0001

Tabla 13. Tabla de contingencia lesiones quísticas.

Se midió la sensibilidad, la especificidad, los falsos positivos y negativos del diagnóstico clínico comparado con el diagnóstico histopatológico, encontrando los siguientes resultados.

Tipo de lesión	Sensibilidad	Especificidad	F+	F-
Inflamatoria	0.60	1	0	0.15
Vascular	0.42	1	0	0.05
Neoplásica	0.88	1	0	0.06
Quística	1	1	0	0

Tabla 14. Correlación clínica-histopatológica según tipo de lesión

DISCUSIÓN

Los tumores orbitarios representan un tema de vital trascendencia para el clínico en oftalmología ya que de su diagnóstico oportuno en muchos casos depende el pronóstico del paciente. Las lesiones tumorales pueden presentarse a cualquier edad, siendo la 6ª década de la vida, según lo encontrado en este estudio, la edad en la que más frecuentemente se ven afectados los pacientes; dentro de este mismo grupo, el pseudotumor orbitario fue la causa más frecuente que representa el 31% del total de casos en este grupo, seguido del mucocele, linfoma además de otras causas (osteoma, carcinoma epidermoide). La 4ª y 2ª década de la vida fueron los dos grupos con más casos reportados después de la 6ª década; encontrando también al pseudotumor como causa más frecuente con un porcentaje del 34% y 37% respectivamente. Los tumores orbitarios pueden tener comportamiento benigno y maligno, de curso agudo o crónico y su origen determina en gran medida el manejo y pronóstico final.

El presente estudio presenta la frecuencia de tumores orbitarios en el Instituto de Oftalmología Fundación Conde de Valenciana en un periodo de enero del 2005 a diciembre del 2009.

La importancia del mismo nos habla de cómo los médicos de dicho centro de acuerdo a las características clínicas sospechan determinada lesión en la órbita, encontrando que en un 63% de los casos hay una adecuada correlación clínica e histopatológica.

Los tumores orbitarios que tuvieron un 100% de correlación en nuestro estudio fueron el rabdomiosarcoma, el quiste dermoide, malformación arterio-venosa, displasia fibrosa, neurilemoma, adenoma pleomórfico, metástasis orbitaria y el colesteatoma.El mucocele tiene también un alto porcentaje de correspondencia con un 85%, el cual fue confundido sólo con el colesteatoma. El pseudotumor orbitario tuvo una correlación del 63.6% cuyos diferenciales más importantes fueron tumor orbitario indeterminado, linfoma, adenoma pleomórfico, meningioma y tumor de glándula lagrimal indeterminado.

Aquellos que tuvieron un 50% de correspondencia fueron el tejido adiposo, linfangioma, linfoma, Mikulicz y la fibrosis orbitaria, cuyos diagnósticos diferenciales fueron lesión verrugosa, tumor orbitario indeterminado, tumor vascular indeterminado, linfoma y Mikulicz respectivamente. De las lesiones más difíciles de diferenciar fueron el carcinoma epidermoide con una adecuada correlación sólo en un 33.3% el cual fue confundido con melanoma y osteomielitis. Y finalmente aquellas lesiones donde no existió correlación, es decir, no se acertó el diagnóstico histopatológico final; este fue el caso de la hiperplasia linfoide, la linfangiectasia y el osteoma cuyos diagnósticos fallidos fueron tumor de glándula lagrimal indeterminado, linfangioma y nuevamente tumor de glándula lagrimal indeterminado respectivamente.

Cabe señalar que de las causas inflamatorias el diagnóstico más frecuente fue pseudotumor orbitario; de las vasculares linfangioma; de las neoplásicas, las lesiones mesenquimáticas fueron las más comunes seguidas de las lesiones secundarias, linforpoliferativas, neurogénicas y lacrimales y por último las metastásicas con un solo caso reportado. La lesión quística más común fue el quiste dermoide. No se encontraron casos de atrofia ni degeneraciones.

Nuestro estudio arrojó que las causas neoplásicas son las más frecuentes como lo encontrado anteriormente por Wilson et al[2] y Shields et al.[4] con 35% , 50% y 34% respectivamente; en segundo lugar de frecuencia se encontraron las causas inflamatorias como al igual que Wilson et al. [2] con un 31% y 25% respectivamente. Finalmente al igual que Shields et al.[4] las causas vasculares ocupan el últimos lugar en frecuencia con un 9 % y 6% respectivamente.

CONCLUSIONES

Las mujeres fueron más frecuentemente afectadas que los hombres con un promedio de edad de 42 años. El comportamiento de las lesiones en esta serie fue predominantemente benigno.

De todas las lesiones orbitarias las causas neoplásicas fueron las más frecuentes, siendo la variedad mesenquimática la más comúnmente encontrada.

Las décadas de la vida con mayor número de casos fue la sexta, cuarta y segunda, todas ellas con el **PSEUDOTUMOR INFLAMATORIO** como causa más frecuente con un 31%, 34% y 37% respectivamente.

Existe según lo encontrado en nuestro estudio, hubo una buena especificidad en todos los casos y no se encontró ningún falso positivo. El tipo de lesión con mejor sensibilidad para hacer una adecuada correlación clínica - histopatológica fueron las quísticas y en menor grado las vasculares. Las lesiones inflamatorias presentaron una mayor frecuencia de falsos negativos.

El buen conocimiento de estas lesiones permite un diagnóstico y tratamiento oportuno el cual en múltiples ocasiones suele ser multidisciplinario y finalmente esto permite un mejor pronóstico para la función y para la vida según sea el caso.

Ningún estudio previo que correlacione el diagnóstico clínico con el diagnóstico histopatológico de lesiones orbitarias, revisado en PubMed, OVID y en los archivos de la revista Mexicana de Oftalmología.

AGRADECIMIENTOS

Tres años de innumerables retos los cuales culminan en un objetivo en común; sin embargo, a lo largo del camino, existen personas muy especiales que me han permitido, con su ejemplo y apoyo incondicional llegar hasta aquí; a todos ellos mi más sincero agradecimiento.

Pero muy en especial a **mis padres y hermana** por su cariño y por siempre haber creído en mi y que gracias a su maravilloso ejemplo de vida me han dado la fuerza para soñar y seguir adelante.

A mis abuelos Marisa y Armando, que gracias a sus inconfundibles palabras de aliento me han dado la confianza para continuar con una labor que a lo largo de cuatro generaciones se ha perpetuado.

A Zory, por su apoyo y cariño en los momentos difíciles, imprescindibles para logrado lo hasta hoy conseguido.

Y a **Dios** por darme la dicha de vivir y permitirme aprender algo nuevo cada día.

Bibliografía:

1. Henderson J. Orbital tumors New York: Raven Press, 1994.
2. Wilson M, Grossniklaus HE. Orbital disease in North América. Ophthalmol Clin North Am 1996; 4:539-547.
3. Rootman J. Disease of the Orbit Philadelphia: JB Lippincott, 1988.
4. Shields J. Diagnosis and management of orbital tumors Philadelphia: WB Saunders, 1989.
5. Volpe N, Jakobiec F. Pediatric orbital tumors. Int Ophthalmol Clin 1992;32:201-221.
6. Bailey, Byron J.; Johnson, Jonas T; Newlands, Shawn D. Head and Neck Surgery- Otolaryngology, 4th Edition Lippincott, 2006.
7. Wills Eye Manual, The: Office and Emergency Room Diagnosis and Treatment of Eye Disease; Chapter 7 Orbit, 2009.
8. J.V. Pérez Moreiras; M.C. Prada Sánchez; Patología Orbitaria, Exploración, diagnóstico y cirugía. Editorial EDIKAMED, Barcelona 2002. Tomo 1 a 2.
9. Jack Rootman; Disease of the Orbit a Multidisciplinary Approach. Lippincott Williams and Wilkins, seconda edition, Philadelphia 2003.
10. Hakan Demirci MD, Carol L. Shields MD. Orbital Lymphoproliferative Tumors: Analysis of Clinical Features and Systemic Involvement in 160 cases; Ophthalmology 2008: 115:1626-1631.
11. Gunalp I, Gunduz K. Metastasic Orbital tumors. Jpn J Ophthalmol 1995; 39: 65-70.
12. Ferry AP. Tumors metastasic to the eye and ocular adnexa. In: Jakobiec FA, editor. Ocular and Adnexal tumors. Birhingham AL: Aesculapius 1978. Pp862-892.
13. Goldberg RA Rootman J.Cline Tumors metastasic to the orbit: a changing picture. Surv Ophthal 1990; 35:1-24.
14. Garrity JA, Henderson JW, Cameron JD. Metastasic carcinomas. In: Henderson´s orbital tumors. 4th ed. New York: Raven Press: 2007. Pp. 313-326.
15. Char DH, Miller T, Kroll S. Orbital metastasis: Diagnosis and Course. Br J Ophthalmol 1997; 81: 386-390.
16. Dieing A, Schulz CO, Schimd P et al. Orbital metastasis in breast cancer: report of two cases and review of the literature. J Cancer Res Clin Oncol 2004; 130: 745-748.
17. Macedo JE Machado M, Araujo A et al. Orbital metástasis as a rare form of clinical presentation of nonsmall cell lung cáncer. J Thorac Oncol 2007;2: 166-167.
18. Boldt HC, Nerad JA. Orbital metastases from prostate carcinoma. Arch Ophthalmol 1988; 106: 1403-1408.
19. Modlin IM, Lye KD, Kidd M. A 5 decade analysis of 13715 carcinoid tumors. Cancer 2003; 97:934.959.

20. P. Glavas, MD, Orbital pseudotumor; Contemporary Ophthalmology,Volume 6, Number 5, August 2007.
21. Vilmarie Rodriguez, MD, Kasabach Merritt Phenomenon Retrospective review of theMayo Clinic , J Pediatr Hematol Oncol 2009;31:522–526.
22. Yoav Kaufman, BBA, Patrick Cole, MD, Robert Dauser, MD, Intraorbital Arteriovenous malformation: Issues in surgical management, The Journal of Craniofacial surgery; volume18, number 15 September 2007.
23. Elie Serrano, MD, Surgical management of paranasal sinus mucoceles: a long term study of 60 cases; Otolaryngol Head Neck Surg 2004; 131: 133-40.
24. Mensink, MD In situ adenocarcinoma ex pleomorphic adenoma of lacrimal gland; Clin Experiment Ophthalmol 2005 Dec; 33(6)669-71

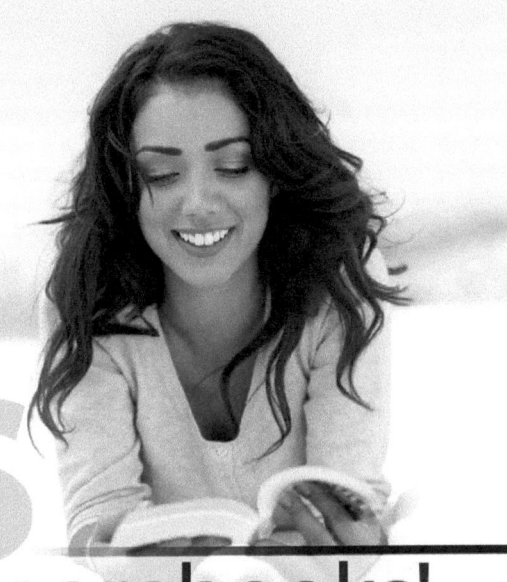

I want morebooks!

Buy your books fast and straightforward online - at one of the world's
fastest growing online book stores! Environmentally sound due to
Print-on-Demand technologies.

Buy your books online at

www.get-morebooks.com

¡Compre sus libros rápido y directo en internet, en una de las
librerías en línea con mayor crecimiento en el mundo! Producción
que protege el medio ambiente a través de las tecnologías de
impresión bajo demanda.

Compre sus libros online en

www.morebooks.es

OmniScriptum Marketing DEU GmbH
Heinrich-Böcking-Str. 6-8
D - 66121 Saarbrücken
Telefax: +49 681 93 81 567-9

info@omniscriptum.com
www.omniscriptum.com

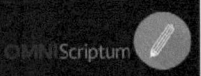

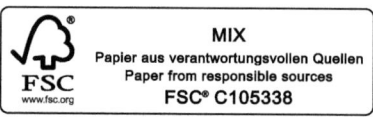

Printed by Books on Demand GmbH, Norderstedt / Germany